Radiation Therapy Study Guide
A Radiation Therapist's Review

放射治疗学要点精编

放射治疗师复习用书

编　著　〔美〕艾米·希思
主　审　王绿化
主　译　田　野
副主译　周　钢　陈列松

U0339247

天津出版传媒集团
天津科技翻译出版有限公司

著作权合同登记号：图字：02-2017-214

图书在版编目 (CIP) 数据

　　放射治疗学要点精编：放射治疗师复习用书 / (美)
艾米·希思 (Amy Heath) 编著；田野主译 . — 天津：
天津科技翻译出版有限公司 , 2018.2
　　书名原文 : Radiation Therapy Study Guide: A
Radiation Therapist's Review
　　ISBN 978-7-5433-3787-9

　　Ⅰ . ①放… Ⅱ . ①艾… ②田… Ⅲ . ①放射治疗学－
资格考试－自学参考资料 Ⅳ . ① R815

　　中国版本图书馆 CIP 数据核字 (2017) 第 318118 号

Translation from the English language edition:
Radiation Therapy Study Guide. A Radiation Therapist's Review
by Amy Heath
Copyright © Springer Science +Business Media New York 2016
This work is published by Springer Nature
The registered campany is Springer Science +Business Media, LLC
All Rights Reserved

中文简体字版权属天津科技翻译出版有限公司。

授权单位 : Springer-Verlag GmbH
出　　版 : 天津科技翻译出版有限公司
出 版 人 : 刘 庆
地　　址 : 天津市南开区白堤路 244 号
邮政编码 : 300192
电　　话 : (022) 87894896
传　　真 : (022) 87895650
网　　址 : www. tsttpc. com
印　　刷 : 山东临沂新华印刷物流集团
发　　行 : 全国新华书店
版本记录 : 889×1194　32 开本　5 印张　150 千字
　　　　　　2018 年 2 月第 1 版　2018 年 2 月第 1 次印刷
　　　　　　定价 : 35.00 元

译者名单

主　译

田　野　苏州大学附属第二医院　　医学博士 主任医师 教授

副主译

周　钢　苏州大学附属第二医院　　理学硕士 高级工程师

陈列松　苏州大学附属第二医院　　医学学士 副主任技师

译　者（按姓氏笔画排序）

邓冰彬　苏州大学附属第二医院　　医学硕士 住院医师

孙彦泽　苏州大学附属第二医院　　理学硕士 工程师

杨咏强　苏州大学附属第二医院　　医学硕士 住院医师

邹　莉　苏州大学附属第二医院　　医学硕士 主治医师

赵培峰　苏州大学附属第二医院　　医学学士 主管技师

中文版序言

恶性肿瘤是严重危害人类健康的重大疾病,放射治疗是其主要的、十分有效的治疗手段。放射治疗技术是放射治疗学的重要组成部分,放射治疗学科的发展,尤其是先进放疗技术的临床应用,对放射治疗师学术素质和临床能力提出了更高的要求。然而由于历史原因,我国在放射治疗师的培养方面稍显滞后,目前尚缺乏系统化、规范化的放射治疗技术专业本(专)科理论教学和毕业后在职教育。

美国威斯康星大学附属医院放射治疗师 Amy Heath 所著的《放射治疗学要点精编:放射治疗师复习用书》一书,以习题集的形式帮助放射治疗师学习并掌握放射治疗学的相关知识体系,该书包括了放射治疗物理学、放射生物学、辐射防护以及临床肿瘤学的基础理论和临床实践等各个方面。它不仅能够作为放射治疗技术专业的学习与考试用书,也可作为放射治疗学研究生与青年临床工作人员的参考书。

苏州大学附属第二医院田野教授带领的团队把该书翻译成中文后出版,此项工作非常有意义。我非常高兴向广大放射治疗技术专业的同行推荐此书。

中华医学会放射肿瘤治疗学分会主任委员
中国国家癌症中心副主任
中国医学科学院肿瘤医院副院长

中文版前言

放射治疗是治疗恶性肿瘤的重要手段，随着放疗新理论、新设备、新技术不断在临床实践中广泛应用，放射治疗技术得到了迅速发展，从事放疗的队伍也随之壮大。作为放射治疗工作的一线实施人员，放射治疗师对保证放疗质量、提高放疗疗效起着十分重要的作用。但目前不仅缺乏专业的技术人员，而且对放射治疗师的培养也相对滞后。

《放射治疗学要点精编：放射治疗师复习用书》中文译本是供放射治疗师掌握入门知识、复习巩固的学习指导用书。书中涵盖的知识体系全面丰富，以习题集的形式编写，合理分布题型并附有详细的答案和解析。内容简明扼要，通俗易懂，能有效帮助放射治疗师熟悉和掌握专业理论知识。

尽管我们经过反复校阅，但由于经验不足、水平有限，书中难免有错误和不当之处，恳请广大读者批评指正。

衷心感谢王绿化教授为本书作序，同时感谢苏州大学附属第二医院放疗科、苏州大学放射肿瘤治疗学研究所及肿瘤学教研室给予的大力支持；感谢钱建军、郭旗、邢鹏飞、徐莹莹、孔月虹、张博、张奇贤、王秋雯、王蕾、黄浅漪、刘叶红、徐睿哲、戴培文、张伟、钟雪等人的参与；感谢天津科技翻译出版有限公司编辑的大力支持；感谢江苏省临床医学科技专项（BL2014040）、江苏省医学创新团队（CXDT-37）、苏州市临床医学中心建设项目（Szzxj201503）、姑苏卫生领军人才（62）的项目资助！

田野

苏州大学附属第二医院

前　　言

　　本书是为放射治疗师设计的综合复习指导书，以帮助他们了解放射治疗相关的全方面内容。本书以问答形式呈现，每章练习题后都附有答案及合理、详细的解释，旨在帮助年轻的放射治疗师迅速入门，获得提高。本书主题包括放射治疗物理学、放射生物学、治疗和模拟设备、患者护理原则、癌症的临床治疗，以及各主题独立的章节，包括脑肿瘤、头颈部肿瘤、呼吸系统肿瘤、消化系统肿瘤、泌尿系统肿瘤和生殖系统肿瘤。它为准备认证考试的放射治疗师以及临床实践工作中需要复习的执业治疗师提供了宝贵的学习资源。

　　作为放射治疗师，我们工作在一个前沿的技术领域。即使伴随着治疗技术和设备的改变，我们对患者的关爱与照顾保持不变。放射治疗一直是，并将永远是一份有益的、光荣的事业。

　　我希望读者能深入阅读并思考，从中得到尽可能多的收获。

Amy Heath, MS, RT(T)

美国威斯康星州麦迪逊

目　　录

第1章

放射物理学

问题

1. 最接近原子核的轨道电子壳层是____。

  A. J   B. K

  C. L   D. M

2. 原子中质子的数目也被称为____。

  A. 原子质量数   B. A

  C. 原子序数   D. X

3. 同位素具有相同数量的____和不同数量的____。

  A. 中子,质子   B. 电子,中子

  C. 质子,中子   D. 中子,电子

4. 关于 β 衰变,正确的是____。

  A. 产生特征 X 射线和俄歇电子   B. 原子核发射出正电子和负电子

  C. 发射出氦核   D. 一个质子转化成一个中子

5. 关于电子俘获,正确的是(选择所有正确的答案)____。

  A. 产生特征 X 射线和俄歇电子   B. 发生在高 Z 材料

  C. 发射出氦核   D. 一个质子转化成一个中子

6. 下面哪种放射性同位素被用作低剂量率妇科(LDR GYN)近距离放疗?

  A. 碘 131   B. 铯 137

  C. 钯 103   D. 铱 192

7. 钯 103 的半衰期是____。

  A. 74.2 天   B. 30 年

  C. 17 天   D. 2.7 天

8. 下列哪一项不属于电磁辐射?

  A. 微波   B. 中子

  C. X 射线   D. 无线电波

9. 关于电磁辐射的波长频率,下列哪项是正确的?

  A. 波长以赫兹为单位

  B. 波长和频率成负相关

  C. 频率和波长的乘积是普朗克常数

  D. 频率由 λ 表示

10. 当用公式 $I_x = I_0 e^{-\mu x}$ 计算衰减时,μ 代表什么?

  A. 射束的原始强度

  B. 射束所通过材料的厚度

  C. 射束所通过材料的线性衰减系数

  D. 射束所通过材料的半价层

11. ____描述了将射束原始强度衰减一半所需的介质的厚度。

  A. 线性衰减系数   B. 半价层

  C. 平方反比定律   D. 衰减常数

12. 哪一项描述了射束在通过介质时其强度和与射束源的距离之间的关系?

  A. 线性衰减系数   B. 平方反比定律

  C. 量子模型   D. 传输比例

13. 下列哪一项不能用于低能量治疗机的过滤器?

  A. 铜   B. 索雷洛斯滤片

  C. 钨   D. 铝

14. 在影像诊断中,哪种光子与物质的相互作用更有可能发生?

  A. 相干散射   B. 光电效应

  C. 康普顿效应   D. 产生电子对

  E. 光核反应

15. 在使用直线加速器的放射治疗中,哪种光子与物质的相互作用更有
可能发生?
    A. 相干散射　　　　　　　　B. 光电效应
    C. 康普顿效应　　　　　　　D. 产生电子对
    E. 光核反应
16. 在中电压放射治疗中,哪种光子与物质的相互作用更有可能发生?
    A. 相干散射　　　　　　　　B. 光电效应
    C. 康普顿效应　　　　　　　D. 产生电子对
    E. 光核反应
17. 在放射治疗中,哪种相互作用产生中子污染?
    A. 相干散射　　　　　　　　B. 光电效应
    C. 康普顿效应　　　　　　　D. 产生电子对
    E. 光核反应
18. 电子对的产生发生在____。
    A. 光子束能量 $\geqslant$ 1.022 KeV
    B. 光子束能量 $\geqslant$ 1.022 MeV
    C. 电子束能量 $\geqslant$ 1.022 KeV
    D. 电子束能量 $\geqslant$ 1.022 MeV
19. 在相干散射相互作用中,出射光子的能量____入射光子能量。
    A. 低于　　　　　　　　　　B. 高于
    C. 等于　　　　　　　　　　D. 相干散射中没有光子射出
20. 关于非弹性电子 - 电子碰撞,下面哪项是不正确的?
    A. 发生在高 Z 的物质中
    B. 能量损失的速率取决于其通过的物质的密度
    C. 入射电子不与其穿过物质的电子发生相互作用
    D. 动能不会损失
21. 在电子深度剂量曲线的末端存在____尾巴。
    A. 布拉格峰　　　　　　　　B. 韧致辐射
    C. 特征　　　　　　　　　　D. 螺旋

22. 质子和 α 粒子在它们射程的末端显示出____峰,其中大部分的能量被沉积。

    A. 布拉格峰   B. 轫致辐射

    C. 特征   D. 螺旋

23. 关于中子的相互作用,不正确的是哪项?

    A. 直接电离

    B. 蜡和水常用于阻断中子

    C. 与核相互作用

    D. 当它们与靶核反应时不会损失太多的能量

24. 照射量的传统单位是____。

    A. 戈瑞(Gray)   B. 伦琴(R)

    C. 雷姆(Rem)   D. 拉德(Rad)

25. 吸收剂量的测量单位是(选择所有正确的答案)____。

    A. 戈瑞(Gray)   B. 贝克(Bq)

    C. 雷姆(Rem)   D. 拉德(Rad)

    E. 希沃特(Sv)

26. 关于剂量当量,不正确的是哪项?

    A. 雷姆(Rem)是国际单位   B. 伽马射线的权重因子是 1

    C. α 粒子的权重因子是 20   D. 测量单位是希沃特(Sv)

27. 衰变常数(λ)可以通过元素的半衰期除以____来确定。

    A. 10^{-3} B. 2.7×10^{11} Ci

    C. 0.693   D. 100 ergs/g

28. 以下哪一个常用于校准直线加速器?

    A. 袖珍电离室   B. 便携式电离室

    C. 指形电离室   D. 盖革 - 穆勒室

29. 在患者剂量监测中可以用____准确地测量剂量。

    A. 放射胶片   B. 二极管探测器

    C. 中子探测器   D. Farmer 电离室

答案及解析

1. B。原子,最小的质量单位,由一个带正电荷的原子核(包括中子和质子)周围包绕着轨道电子组成。K 壳层最接近原子核,然后是 L,M,N 和 O 壳层。每个壳层最多可容纳的电子数为 $2n^2$,其中 n 是壳层数。

2. C。原子序数确定了原子中的质子数目 Z,而原子质量数 A 确定了原子中的中子和质子数目。

3. C。同位素具有相同数目的质子和不同数目的中子。同中子异荷素具有相同数目的中子和不同数目的质子。同量异位素具有相同的质量数(质子数 + 中子数),但具有不同数目的质子。

4. B。放射性衰变有不同的模式:α 衰变、β 衰变、电子俘获和 γ 衰变/同质异能跃迁。在 α 衰变中,两个质子和两个中子作为单个的 α 粒子发射。α 衰变发生在原子序数 $Z>82$ 的放射性核素中。β 衰变包括原子核放射出正电子或负电子,在质子衰变期间发射正电子并且伴随有中微子,在中子衰变期间发射负电子并且伴随有反中微子。在电子俘获当中,轨道电子被原子核捕获,其将质子转变为中子。当电子落入轨道空位时产生特征 X 射线和俄歇电子。最后,对于 γ 衰变/同质异能跃迁,亚稳态核在衰变时发出 γ 射线,而这常常是另一个衰变过程的一部分。

5. A 和 D。有关放射性衰变的详细信息,请参阅问题 4。

6. B。放射性同位素,其用途和半衰期见表 1.1。

7. C。放射性同位素,其用途和半衰期见表 1.1。

8. B。电磁辐射通过交替的电场和磁场产生,这些电场和磁场相互垂直并且垂直于它们能量传输的方向。电磁波谱包括 X 射线、宇宙射线、紫

表 1.1　常用放射性同位素

放射性同位素	半衰期	临床应用
铱 -192	74.2 天	高剂量率近距离放射治疗
金 -198	2.7 天	前列腺粒子植入
铯 -137	30 年	低剂量率妇科近距离放射治疗
钯 -103	17 天	前列腺粒子植入
碘 -125	60 天	前列腺粒子植入

外线、可见光、微波和无线电波。电磁辐射通过三种方式与组织相互作用：被介质吸收、被介质散射、在没有相互作用的情况下穿过介质。

9. B。波长（以米为单位）是波峰之间的距离。频率以振动数/秒或赫兹（Hz）为单位。波长和频率是反比关系（即：波长越长，频率越低）；速度（c）= 频率（v）× 波长（λ）。量子模型也用于描述光子的这种关系；以焦耳为单位的能量（E）= 普朗克常数（h）× 频率（v）。

10. C。衰减是由于射线在穿过介质时被吸收或散射。衰减的程度可以用数学公式 $I_x=I_0e^{-\mu x}$ 计算。

- I_x：通过介质以后的射线强度。
- I_0：射线的原始强度。
- μ：介质和射线能量的线性衰减系数。
- x：介质的厚度（以厘米为单位）。

11. B。半价层（HVL）描述了将射线的原始强度衰减一半所需要的厚度。HVL=$0.693/\mu$。由于射线在穿过材料时会硬化，因此第一个半价层小于第二个半价层，第二个半价层小于第三半价层等。

12. B。射线在通过介质时，其强度的衰减遵循平方反比定律。对于光子，其强度与离源距离的平方成反比 $[I_2=I_1(d_1/d_2)^2]$。

13. C。射线的质可以由半价层（HVL）、管电压（kVp）和滤波器来描述，滤波器用于硬化低能量的光子束。铝滤波器用于诊断光子束。对于中电压射线，使用铜滤波器（1~4 mm）和索雷洛斯滤片。索雷洛斯滤片由锡、铜和铝组成，其中锡靠电子管最近。

14. B。光电效应发生在射线能量 ≤ 1 MeV（主要用于放射诊断学和中电压放疗），并且更可能发生在具有高原子序数 Z 的物质当中。入射光子与内壳电子相互作用，将其所有的能量转移到电子。然后电子发射出去，其具有的能量为入射光子能量减去电子的结合能。外壳层电子落入轨道空位时发出特征 X 射线，也可能发出俄歇电子。

15. C。康普顿效应发生在射线能量在 30 KeV~30 MeV 的范围，并且与其穿过介质的原子序数无关，但是与材料的电子密度相关。入射光子与外壳电子相互作用，传输其一部分能量。该入射光子（现在具有较少的能量）将改变其传输的方向继续通过，电子（现在具有更多的能量）被发射出去。光子和电子行进的角度取决于碰撞的情况：对心碰撞（光子向后传输而电子向前传输）、掠射（光子向前传输而电子以直角传播）、90° 散射（光子以 90° 散射，其中光子的最大能量为 0.511 MeV）。

16. B。光电效应发生在射线能量 ≤ 1 MeV（主要用于放射诊断学和中电压放疗），并且更可能发生在具有高原子序数 Z 的物质当中。

17. E。光核反应发生在光子束能量 ≥ 10 MeV，并且在高原子序数的介质（例如线性加速器的屏蔽材料）中发生更加频繁。在这种相互作用中，入射光子被靶原子核完全吸收。发射中子以使原子再次处于稳定状态，这也是在放射治疗中产生中子污染的原因。

18. B。电子对效应发生在能量 ≥ 1.022 MeV 的光子束中，该反应的概率随能量的增加而增大，并且取决于介质的原子序数。入射光子与核的电场相互作用并将其能量转换成两个粒子（电子和正电子）。正电子将进一步与自由电子相互作用，经历湮灭反应，产生两个能量为 0.511 MeV 沿相反方向发出的光子。

19. C。相干散射发生在非常低的能量束与高原子序数材料的反应中，入射光子的能量低，因此不发生电离。入射光子的能量转移到介质中，该介质发出与入射光子相同能量的光子。在放射治疗中没有相干散射。

20. B。电子在穿过介质时通过电离和激发失去能量，不同的相互作用包括弹性的（动能不损失）和非弹性的（一些动能通过电离或激发而损失）。入射电子可以与其穿过物质的电子进行非弹性电子 - 电子碰撞，能量传递给靶电子（其可以被电离或激发），入射电子继续通过（但是现在具有较少的能量）。如果靶电子被电离，则会因为其他电子填充壳层中的空位而产生特征 X 射线，在具有低原子序数（水和组织）的物质中，这种类型的碰撞很重要。能量损失的速率取决于其穿过的物质密度，能量 ≥ 1 MeV 的电子在水中以 2 MeV/cm 的速率损失能量。

21. B。在电子深度剂量曲线末端的韧致辐射拖尾是由非弹性的电子 - 原子核碰撞产生的光子污染。在这种类型的碰撞中，入射电子通过原子核时被电荷吸引，速度减慢并改变方向，动能损耗并发出光子。

22. A。带电粒子，如电子、质子和 α 粒子，通过电离和激发与介质相互作用。入射粒子与靶核碰撞，进行多次的散射反应，损失能量或产生韧致辐射。由于质量小，电子比质子和 α 粒子的散射更多。质子和 α 粒子在它们行进路径的末端显示布拉格峰，其中大部分的能量被沉积。

23. A。中子与靶核的碰撞通过间接电离与组织相互作用,这在细胞中产生额外的反应,或是核分解。当它们与重的靶核反应时,中子不会损失许多能量。因此,水、蜡和聚乙烯是用于阻挡中子的有效材料。

24. B。照射量是光子在单位质量的空气中产生的离子数目,其国际单位是库伦/千克(C/kg),而传统的单位是伦琴(R),$1 R = 2.58 \times 10^{-4} C/kg$。

25. A 和 D。吸收剂量被定义为单位质量所吸收的能量。吸收剂量的国际单位是戈瑞(Gy);1 戈瑞等于 1 焦耳/千克(1 Gy=1 J/kg)。拉德(rad)是吸收剂量较老的单位,1 拉德等于 100 尔格/克(1 rad=100 erg/g)。戈瑞和拉德的关系是 100 rad=1 Gy 或 1 rad=1 cGy。贝克勒尔是放射性的国际单位,等于每秒发生一次衰变。1 贝克勒尔等于 2.7×10^{-11} 居里。

26. A。剂量当量用于区分不同的辐射对组织产生的不同损伤,其国际单位是希沃特(Sv);1 希沃特等于 1 戈瑞 × 辐射类型的权重因子(QF)。雷姆是传统单位;1 雷姆等于 1 拉德 × QF。X 射线、γ 射线、电子线、β 粒子和质子的权重因子为 1,热中子的权重因子为 5,快中子和 α 粒子的权重因子为 20。

27. C。活度用来描述元素的衰减速率,可以用公式 $A=A_0 e^{-\lambda t}$ 计算。

- A 为当前的活度。
- A_0 为初始活度。
- λ 为衰变常数;与元素的半衰期相关($T_{1/2}=0.693/\lambda$)。
- t 为以秒为单位的时间。

28. C。气体电离探测器包括电离室和盖革 - 穆勒室。袖珍电离室可用于个人剂量监测,手枪式剂量率仪是一种便携式电离室,指形电离室(包括 Farmer 电离室)可用于直线加速器的校准。盖革 - 穆勒室比电离室更加灵敏,因此常用于检测低水平的辐射,然而它们不能用来测量剂量,可用于辐射检测(用于寻找丢失的源或辐射监测)。

29. B。二极管探测器可用于测量剂量和剂量率(对光子和电子),由于体积小和能即时读取而常常用于患者的剂量监测。放射胶片可用于平面剂量的验证,溴化银晶体在照射后产生潜影,经过处理后,胶片的光密度与辐射的曝光量成正比。中子探测器采用充满 BF_3 气体的电离室,用于检测和测量辐射防护区域的中子。

推荐读物

Blinick JS, Quate EG. Radiation safety and protection. In: Washington CM, Leaver D, editors. Principles and practice of radiation therapy. 3rd ed. St. Louis, MO: Mosby Elsevier; 2010. p. 347–62.

Hendee WR, Ibbott GS, Hendee EG. Radiation therapy physics. 3rd ed. Hoboken, NJ: Wiley; 2005.

Khan FM. The physics of radiation therapy. 4th ed. Baltimore, MD: Lippincott Williams & Wilkins; 2010.

Leaver D, Miller AC. Medical imaging. In: Washington CM, Leaver D, editors. Principles and practice of radiation therapy. 3rd ed. St. Louis, MO: Mosby Elsevier; 2010. p. 103–32.

Sahoo N. Introduction to radiation therapy physics. In: Washington CM, Leaver D, editors. Principles and practice of radiation therapy. 3rd ed. St. Louis, MO: Mosby Elsevier; 2010. p. 277–99.

Stanton R, Stinson D. Applied physics for radiation oncology. Madison, WI: Medical Physics Publishing; 1996.

第 2 章

辐射防护与安全

问题

1. 在放射治疗中,哪个首字母缩略词代表辐射安全的基本原则?
   A. ALARA
   B. OAR
   C. DVH
   D. HVL

2. ALARA 三原则包括____。
   A. 人员与设备监控
   B. 时间
   C. 中子污染
   D. 距离
   E. 屏蔽

3. 有关光子束的辐射防护,以下哪项对减小剂量作用最明显?
   A. 屏蔽加倍
   B. 时间加倍
   C. 距离加倍
   D. 以上有相同效果

4. 什么组织对放射工作人员和公众设置了推荐剂量限值?
   A. NRC
   B. NCRP
   C. ACR
   D. ASRT

5. 对于全身职业照射年剂量当量限值是____。
   A. 0.05 rem
   B. 0.5 rem
   C. 5 rem
   D. 50 rem

6. 职业照射的极限年剂量当量限值是____。
   A. 0.05 rem
   B. 0.5 rem
   C. 5 rem
   D. 50 rem

7. 如果人员接受了剂量当量限值的___%,他们的辐射照射必须被监控。

　A. 10　　　　　　　　　　　B. 30

　C. 50　　　　　　　　　　　D. 70

8. 对于个人剂量监测,下面哪项不是使用胶片剂量计的优点?

　A. 便宜　　　　　　　　　　B. 可用于不同辐射类型和能量

　C. 使用方便　　　　　　　　D. 精确

9. 热释光剂量计通常由什么材料制成?

　A. 氟化锂　　　　　　　　　B. 氧化铝

　C. 溴化银　　　　　　　　　D. 六氟化硫

10. 以下哪种个人监测仪提供即时读数?

　A. 胶片剂量计　　　　　　　B. 热释光剂量计

　C. 光致发光剂量计　　　　　D. 袖珍电离室

11. 使用光致发光剂量计相比其他类型个人剂量计的优点是什么?

　A. 可立即读数　　　　　　　B. 可探测不同能量的辐射

　C. 是最便宜的个人剂量计　　D. 不需要额外设备测量读数

12. 警告 - 辐射区域标志被用来识别一定的区域,在该区域范围内的工作人员可能接受的辐射是___。

　A. 任何量的辐射　　　　　　B. 5 mrem/h

　C. 100 mrem/h　　　　　　　D. 500 mrem/h

13. 关于辐射防护测量,以下哪项不正确?

　A. 盖革 - 米勒计数器用于测量曝光量

　B. 通常用于验证曝光水平

　C. 根据监管机构的建议定期完成

　D. 用于保证防护水平是足够的

14. 当测定肿瘤放疗科的防护时,工作负荷取决于___。

　A. 每周出束时间的频率　　　B. 射束直接作用于屏蔽的时间

　C. 邻近区域的居留时间　　　D. 放射源到邻近区域的距离

15. 在设计防护厚度时,用于控制室的居留因子为___。

　A. 50　　　　　　　　　　　B. 1/2

　C. 1　　　　　　　　　　　　D. 100

答案及解析

1. A。ALARA（As Low As Reasonably Achievable）是辐射安全的基本原则——接受的剂量越低，个人辐射风险越低。

2. B, D 和 E。对于外照射，ALARA 原则可以通过时间、距离和屏蔽来实现。

3. C。与时间有正比关系，暴露的时间越少，接受的剂量越低。从另一方面来说，距离有间接的关系——增加到辐射源的距离，剂量减少。在这种情况下，应用平方反比定律（例如，距离增加两倍，接受剂量减少 4 倍）。最后，屏蔽应该最大化。铅、混凝土和钢用于 MV 设备，需要的厚度取决于辐射的类型和能量。屏蔽的要求用半价层（HVL）来说明，或者材料厚度需要将辐射减少到初始强度值的一半，或者材料厚度需要将辐射减少到初始强度值 1/10。

4. B。全国辐射防护和测量委员会（NCRP）对放射工作人员和公众设置推荐剂量限值。在 NCRP 116 号报告中概述了限值。放射工作人员的推荐限值比公众的高。

5. C。

6. D。见表 2.1 中推荐剂量限值。限值不包括本底或医疗项目中的剂量。

7. A。如果暴露在预计接受等效剂量限值 10% 的人员必须被监测。个人监测对于确定职业工作人员在给定时间内接受的辐射曝光量是有用的，

表 2.1　NCRP 推荐剂量限值

职业照射，全身（每年）	5 rem
职业照射，眼晶状体	15 rem
职业照射，其他组织和器官	50 rem
职业照射，累积剂量	1 rem × 工作年限
公众照射，偶尔受照	0.5 rem
胚胎受照（总限值）	0.5 rem
胚胎受照（每月限值）	0.05 rem

Source：Blinick and Quate（2010），Khan（2010），Meihold et al.（1993）

辐射安全管理员确定相关安全问题,并且作为职业工作人员接受剂量的永久记录。全身监测器佩戴在胸部或腹部,如果预计某区域有高剂量则应佩戴环形徽章式剂量监测器。

8. D。放射工作人员佩戴胶片剂量计,测量胶片光密度来确定曝光量大小。虽然胶片剂量计廉价且使用方便,并且通过使用滤光片可以识别不同辐射能量间的剂量,但是可能不准确。胶片不能暴露在高温和潮湿环境下,且不能立即读数。

9. A。热释光剂量计通常由氟化锂制成,经常用于环形徽章。辐照后水晶网格结构组成的剂量计吸收一部分能量。当剂量计加热时这部分能量释放为可见光,光的量与辐射照射成一定比例。热释光剂量计比胶片剂量计更准确,不像胶片那样对热和温度那么敏感。然而,它不能确定受辐射的能量,昂贵且不能立即读数。

10. D。袖珍电离室(袖珍剂量计)似钢笔大小,电离室可以在任何时候读数。可即时读数,并反复利用,但这些设备预付费用较高。另外,如果暴露在潮湿和机械冲击环境读数会不准确。

11. B。当光致发光剂量计被辐照时,电子被捕获在氧化铝中,当用激光照射时会发出可见光。光的数量与辐射照射成比例。这种类型的个人剂量计非常敏感,通过使用过滤器可以多次读数,但不能立即读数。

12. B。在控制辐射区域,以下标志会被使用(表2.2)。

13. A。应该对辐射区域和周围的所有区域进行辐射测量,以验证辐射水平并确保屏蔽是充分的。测量的最初完成及之后定期测量依赖监管机构的建议。辐射监测采用电离室测量曝光量,盖革-米勒计数器用于确定是否存在辐射。

14. A。决定屏蔽的因子包括工作量(W):每周射线出束的频率,患者数量及每名患者的辐射剂量,使用因子(U):射束直接作用于屏蔽物的时

表 2.2　辐射警告标志

小心:放射性材料	该标志用于鉴定在场的放射性材料(如铯堆积、放射性包装)
小心:辐射区域	该标志用于识别该区域放射工作人员可能接受 >5 mrem/h
小心:高辐射区域	该标志用于识别该区域剂量率 >100 mrem/h
小心:死亡危险,非常高辐射区域	该标志用于识别该区域剂量率 >500 cGy/h

间,居住因子(T):毗邻区域内有人活动的时间,距离(d):放射源到毗邻区域的距离,居留区域有效剂量当量限值(P):公众或职业人员。主屏蔽物用于设计阻挡有用射束 $[B($ 需穿透因子 $=(P×d^2)/WUT)]$。次级屏蔽物用于设计阻挡漏射和散射线,设计屏蔽并非用于阻挡本底辐射。

15. C。居留因子如下:全居留 $T=1$(控制室和办公室),部分居留:$T=1/4$(走道和休息室),临时居留:$T=1/8\sim1/16$(壁橱和楼梯间)。

推荐读物

Blinick JS, Quate EG. Radiation safety and protection. In: Washington CM, Leaver D, editors. Principles and practice of radiation therapy. 3rd ed. St. Louis, MO: Mosby Elsevier; 2010. p. 347–62.

Hendee WR, Ibbott GS, Hendee EG. Radiation therapy physics. 3rd ed. Hoboken, NJ: Wiley; 2005.

Khan FM. The physics of radiation therapy. 4th ed. Baltimore, MD: Lippincott Williams & Wilkins; 2010.

Meihold CB, Abrahamson S, Adelstein SJ, Bair WJ, Boice JD, Fry RJM, et al. Limitation of exposure to ionizing radiation. Bethesda, MD: National Council on Radiation Protection & Measurements; 1993. Report No.: 116.

Stanton R, Stinson D. Applied physics for radiation oncology. Madison, WI: Medical Physics Publishing; 1996.

第 3 章

放射生物学

问题

1. 关于辐射的直接效应,正确的是哪项?
   A. 在低 LET 辐射中发生的频率更高
   B. 在高 LET 辐射中发生的频率更高
   C. 与细胞中的水发生作用
   D. 随氧含量的增加而增加

2. 关于辐射的间接效应,正确的是哪项?
   A. 不随化学因素改变　　　B. 作用靶点为细胞的 DNA
   C. 由中子产生　　　　　　D. 在高 LET 辐射中更常见

3. 以下哪个不属于电离辐射所致染色体损伤?
   A. 双链断裂　　　　　　　B. 易位
   C. 成环　　　　　　　　　D. 后期桥

4. 细胞对辐射的反应以细胞进入有丝分裂前停滞于 G2 期自我修复为特征的是哪项?
   A. 分裂延迟　　　　　　　B. 间期死亡
   C. 增殖障碍　　　　　　　D. DNA 交联

5. 急性反应在辐照后____个月内发生。
   A. 2　　　　　　　　　　B. 4
   C. 6　　　　　　　　　　D. 8

6. 以下关于非随机性远期效应,错误的是哪项?
   A. 在超过阈剂量后发生

B. 效应发生的严重程度与剂量成比例

C. 效应发生的概率与剂量成比例

D. 也被称为确定性效应

7. 辐射的躯体效应为____。

A. 发生在辐射的个体中　　　　　　B. 会传递给子孙后代

C. 存在剂量阈值　　　　　　　　　D. 严重程度随剂量的增加而增加

8. LD 50/30 的定义是什么？

A. 在 30 天内导致 50% 的受照个体死亡的剂量

B. 在 5 年内有 5% 的受照人群发生并发症的剂量

C. 在 5 年内有 50% 的受照人群发生并发症的剂量

D. 在 30 年内导致 50% 的受照个体死亡的剂量

9. 腮腺的 TD 5/5 是多少？

A. 17.5 Gy　　　　　　　　　　　B. 23 Gy

C. 32 Gy　　　　　　　　　　　　D. 55 Gy

10. 脑的 TD 5/5 是多少？

A. 30 Gy　　　　　　　　　　　　B. 35 Gy

C. 40 Gy　　　　　　　　　　　　D. 45 Gy

11. 膀胱的 TD 5/5 是多少？

A. 55 Gy　　　　　　　　　　　　B. 60 Gy

C. 65 Gy　　　　　　　　　　　　D. 70 Gy

12. 晶状体的受量超过 TD 5/5 会导致____。

A. 失明　　　　　　　　　　　　　B. 白内障

C. 视网膜脱落　　　　　　　　　　D. 坏死

13. 在急性全身照射后，个体在哪个期相对来说无症状？

A. 前驱期　　　　　　　　　　　　B. 潜伏期

C. 症状明显期　　　　　　　　　　D. 在所有阶段都会有一些症状

14. 以下关于急性全身照射后造血系统症状，正确的是哪项？

A. 受照剂量在 20~30 Gy 时发生

B. 受照后 3~5 天出现明显症状

C. 骨髓移植或者保护性隔离可能会逆转效果

D. 小肠的黏膜层受损

15. 40 Gy 的急性照射会在_____的时间内导致死亡。

　　A. 数小时　　　　　　　　　B. 2 天

　　C. 10 天　　　　　　　　　　D. 30 天

16. 以下关于急性全身照射后脑血管症状，错误的是哪项？

　　A. 在剂量 >50 Gy 时发生

　　B. 可能不存在前驱期和潜伏期

　　C. 在照射数小时内发生明显症状，以抽搐和昏迷为特征

　　D. 死亡发生在 3 小时以内

17. 以下哪一项属于辐射对胎儿的影响？

　　A. 致死效应　　　　　　　　B. 畸形

　　C. 生长迟缓　　　　　　　　D. 以上均是

18. 已妊娠放射性工作人员的胎儿的剂量限值为_____。

　　A. 0.5 mSv/ 期　　　　　　　B. 5 mSv/ 期

　　C. 0.5 mSv/ 月　　　　　　　D. 5 mSv/ 月

19. 细胞的放射敏感性随着_____而增加。

　　A. 有丝分裂活动的减少　　　B. 特殊程度的增加

　　C. 有丝分裂活动的增加　　　D. 细胞内氧含量的减少

20. 细胞周期中对辐射最敏感的时期是_____。

　　A. G1　　　　　　　　　　　B. S

　　C. G2　　　　　　　　　　　D. M

21. 最重要的辐射增敏剂是_____。

　　A. WR 2721　　　　　　　　B. 卡铂和紫杉醇

　　C. 氧　　　　　　　　　　　D. 氮气

22. 已知的放射防护剂是_____。

　　A. WR 2721　　　　　　　　B. 卡铂和紫杉醇

　　C. 氧　　　　　　　　　　　D. 氮气

23. 关于辐射暴露时氧的使用，正确的是哪项？

　　A. 氧气在辐射暴露之前使用产生的效应最强

　　B. 在低 LET 射线暴露时氧气有更强的效应

　　C. 氧气在辐射暴露之后使用产生的效应最强

　　D. 氧气在组织对射线的应答中效应最小

24. 传能线密度(LET)以____单位来衡量。
    A. keV/μm   B. MeV/μm
    C. keV/mm   D. MeV/mm

25. 关于相对生物效应(RBE),错误的是哪项?
    A. 250 MV 作为参考辐射使用
    B. RBE 随 LET 的增加而增加
    C. RBE 随 OER 的增加而增加
    D. RBE 可用于比较不同类型的辐射

26. 根据辐射敏感性分类,肝细胞属于何种细胞?
    A. 增殖的分裂间期细胞(VIM)   B. 分化的分裂间期细胞(DIM)
    C. 可逆性分裂后细胞(RPM)   D. 稳定性分裂后细胞(FPM)

27. 用于描述放射治疗中细胞存活曲线的是____。
    A. 线性指数模型   B. α 线性模型
    C. 单靶多击模型   D. 线性平方模型

28. 在细胞存活曲线中,Dq 代表____。
    A. 细胞存活曲线肩区的宽度   B. 外推值
    C. 63% 的细胞死亡时的剂量   D. 37% 的细胞死亡时的剂量

29. 对于哺乳动物细胞,细胞存活曲线中"n"的典型范围是什么?
    A. -10~2   B. 2~10
    C. 12~20   D. 18~25

30. Protraction 描述了____。
    A. 将总剂量分成多个分次,以提高肿瘤控制和减轻正常组织反应
    B. 完成总剂量投照的时间
    C. 患者接受的总剂量
    D. 增加单次剂量减少照射次数

31. 放射生物学的 4R 中哪一项为亚致死损伤的修复?
    A. 修复   B. 再群体化
    C. 再分布   D. 再氧合

32. 早反应组织的 α/β 值为____。
    A. 3 Gy   B. 6 Gy
    C. 10 Gy   D. 14 Gy

33. 低分割照射使用____。
    A. 每天多次分割照射　　　　　　B. 单次更低剂量照射
    C. 增加分割次数　　　　　　　　D. 增加单次剂量
34. 关于超分割照射,错误的是____。
    A. 目的是减少正常组织的远期效应
    B. 分次应该间隔 3 小时
    C. 单次更低剂量照射
    D. 总剂量增加

答案及解析

1. B。辐射的直接效应是导致 DNA 的直接损伤,这在高线性能量传递(LET)射线中更常见。射线的直接效应由带电粒子(α 粒子、质子、电子)产生,并且不随物理、生物及化学因素改变。

2. C。辐射的间接效应是作用于水后产生自由基,最终导致 DNA 的损伤。虽然间接效应在较低的 LET 射线(X 射线和 γ 射线)中更常见,但也可发生于中子,并且随物理、生物及化学因素改变。

3. A。电离辐射可以导致染色体和 DNA 的损伤。染色体损伤的类型包括反转和缺失、易位、双着丝粒形成、成环和后期桥。DNA 损伤包括双链断裂、单链断裂、碱基序列的改变和 DNA 内的交联。

4. A。细胞对辐射的反应多种多样。细胞可能不产生应答,也可能出现分裂延迟,这时细胞停滞于 G2 期在进入有丝分裂前进行自身修复。细胞在有丝分裂(G1、S 或 G2 期)前会出现间期死亡。间期死亡更可能发生在分裂不活跃的细胞(神经)以及快速增殖的细胞(淋巴细胞)中。如果增殖失败,细胞在辐照后会丧失分裂能力或发生细胞凋亡。

5. C。辐射响应取决于接受的剂量、受照体积以及组织结构的可修复性。急性反应发生于受照后 6 个月以内,远期效应发生于受照 6 个月后。

6. C。非随机远期效应也称为确定性效应,在超过阈值剂量时发生,例如放射性脊髓炎。一旦达到阈值剂量,非随机远期效应的严重程度与剂量成比例。Emami(TD 5/5s)和 QUANTEC(临床正常组织效应的定量分析)总结了阈值剂量和晚期并发症。在随机性远期效应中,任何剂量的辐射暴露均可引起辐射反应，且随着剂量的增加辐射效应的发生概率随之增加，但是并不会增加效应的严重程度。

7. A。躯体效应发生于受照个体中，例如致癌作用。白血病可在辐射暴露 4~7 年后发生，而实体肿瘤可在辐射暴露 10~20 年后发生。遗传效应会传递给子孙后代。躯体效应和遗传效应均是辐射的随机远期效应。

8. A。LD 50/30 指在 30 天内导致 50% 的受照个体死亡的剂量，大约为 3 Gy，但是由于缺乏人类方面的数据，所以无法得出确切的数值。TD 5/5 指治疗 5 年后导致群体中 5% 出现严重并发症的剂量；TD 50/5 指治疗 5 年后导致群体中 50% 出现严重并发症的剂量。

9. C。

10. D。

11. C。

12. B。见表 3.1 中列出的 TD5/5 以及临床观察终点。

13. B。无论受照剂量大小，急性全身照射后的个体均会经历三个反应阶段。前驱阶段在辐射暴露之后立即发生。常见副反应包括恶心、呕吐以及其他胃肠副反应。在潜伏阶段个体相对无症状。在症状明显期，个体出现明显的辐射副反应。

14. C。造血系统症状发生在 1~10 Gy 剂量照射后。骨髓受损，干细胞耗尽。受照后 3~5 周症状明显，主要为贫血和感染。尽管骨髓移植或保护性隔离可能会逆转效应，患者仍可能在数周内死亡。

15. C。胃肠道症状出现在 10~50 Gy 剂量照射后，此时小肠黏膜层受损。明显的症状发生在受照后的 5~10 天内，以恶心、呕吐、腹泻和发热为主，患者可能在 3~10 天内死亡。

16. D。脑血管症状出现于受照剂量 >50 Gy 时。可能不存在前驱期和潜伏期。受照后数小时内出现明显症状，以抽搐和昏迷为主。3 天内发生死亡。

17. D。胚胎和（或）胎儿受照后可能出现以下反应：致死效应（更常见于着床前或刚着床后的辐射暴露）；畸形（常见于器官形成期的辐射暴露）；生长迟缓（可见于任何发育阶段的辐射暴露，但更常见于妊娠晚期的辐射暴露）。

18. C。放射工作人员妊娠后必须以书面形式向辐射安全员报告以启动胎儿剂量监测。一旦宣布妊娠后，胎儿的最大剂量限值为 0.5 mSv/ 月。

表 3.1 TD 5/5

器官	整个器官的 TD 5/5（Gy）	结果
肾	23	肾炎
脑	45	坏死
脑干	50	梗死 / 坏死
视神经	50	失明
视交叉	50	失明
晶状体	10	失明
视网膜	45	失明
肺	17.5	肺炎
脊髓	47	脊髓炎 / 坏死
肝	30	肝衰竭
膀胱	65	挛缩
心脏	40	心包炎
食管	55	溃疡 / 狭窄
胃	50	溃疡 / 穿孔
小肠	40	梗阻 / 穿孔
结肠	45	梗阻 / 穿孔
直肠	60	溃疡 / 狭窄
腮腺	32	口干症
皮肤 /100 cm²	50	坏死 / 溃疡
下颌骨	60	坏死
甲状腺	45	激素分泌减少
垂体	45	激素分泌减少
喉	45	喉水肿
喉	70	软骨坏死

Source：Emami B, et al.：Tolerance of normal tissue to therapeutic radiation. Int. J. Radiat. Oncol. Biol. Phys. 21：109–122. 1991

19. C。Bergonie 和 Tribondeau 定律认为具有以下特征的细胞对辐射更敏感：有丝分裂指数增加、未分化的细胞（干细胞）、有丝分裂潜力大（将经过多次分裂)。

20. D。

21. C。Ancel 和 Vitemberger 报道细胞的放射敏感性是相同的,但是当细胞分裂时会出现辐射损伤。分裂频率高的细胞其放射敏感性也高。细胞中辐射效应可受多种因素影响:生物因素(细胞周期、亚致死损伤的修复)、化学因素(放射增敏剂和放射保护剂)、物理因素(LET 和 RBE)。氧是最重要的放射增敏剂。

22. A。放射防护剂可减少细胞对辐射的反应,WR 2721(阿米福汀)就是一个例子。

23. B。氧增强比(OER)用于描述在有氧和无氧情况下细胞对辐射的反应。辐照过程中有氧存在时效应最强。

24. A。LET 指单位径迹长度上传递的能量(keV/μm)。

25. A。相对生物效应(RBE)用于在特定生物效应方面比较不同类型的辐射,使用 250 kVp 的 X 射线作为参照辐射。RBE 随着 LET 和 OER 的增加而增加(但是随着 LET 的增加 OER 减小)。

26. C。Rubin 和 Casarett 根据放射敏感性对细胞进行了分类。增殖的分裂间期细胞(VIM)为未分化细胞,可以有规律地快速分裂,其放射敏感性最高。VIM 细胞的例子包括基底细胞以及有核红细胞。分化的分裂间期细胞(DIM)可以分裂,但是相比于 VIM 细胞其分裂较慢,分化程度较高。DIM 细胞的例子包括精原细胞和中幼粒细胞。多能结缔组织细胞分裂无规律,对射线相对敏感,例如成纤维细胞和内皮细胞。可逆性分裂后细胞(RPM)只在有需要时分裂,且具有辐射抗性。稳定性分裂后细胞(FPM)为特化细胞,其不分裂,对射线最不敏感。FPM 细胞的例子包括神经细胞和肌肉细胞。

27. D。细胞存活曲线用图形来显示细胞对辐射的效应,其表明细胞内通常具有不止一个靶点(多靶单击模型)。其包含两部分的细胞杀伤作用,故为线性平方模型。一部分与剂量(α)成比例,另一部分与剂量平方(β)成比例。α/β 为两部分细胞杀伤作用相等时的数值。

28. A。Dq 为准阈剂量,可测量肩区宽度。Dq 值可通过在 y 轴数值为 1 处做一水平线与细胞存活曲线相交来获得。Dq 值代表细胞进行亚致死性损伤修复时的剂量。高 LET 射线的细胞存活曲线没有肩区,因为此种照射情况下没有亚致死性损伤的发生。D_0 代表造成 63% 的细胞死亡（或者 37% 细胞存活）时的剂量，其为曲线直线部分斜率的倒数。哺乳动物细胞典型的 D_0 值为 1~2 Gy。

29. B。外推值或者靶数 n 通过外推细胞存活曲线直到与 y 轴相交得到。n 代表细胞内的靶数，哺乳动物典型的 n 值为 2~10。

30. B。分次放疗通过将总剂量分割成多次照射以提高肿瘤控制率并减轻正常组织反应。Protraction 为完成总剂量照射的时间。

31. A。分次放疗使用放射生物学的 4R：亚致死损伤的修复，再群体化（正常细胞在分次间隔再增殖），再分布（细胞重新分布进入其他细胞周期时相），再氧合（细胞氧合增加，放射敏感性增加）。

32. C。延长总治疗时间不会影响远期反应，但会减少早期反应。分次剂量对远期反应的影响取决于细胞的 α/β 值。早期反应的 α/β 值为 10 Gy，远期反应的 α/β 值为 3 Gy。晚反应组织对分次剂量更敏感。

33. D。常规分割照射为 180~200 cGy/d，共 6~8 周。前列腺癌治疗中使用低分割照射，即增加单次剂量，减少分割次数。

34. B。超分割照射减少单次剂量，每天照射不止一次，总的治疗时间不变，照射总剂量增加。超分割照射可以减轻晚期反应，且被证实可以提高头颈部肿瘤的局部控制率。分次间隔时间应为 6 小时，以允许正常组织的亚致死性损伤的修复。

推荐读物

Hall EJ, Giaccia AJ. Radiobiology for the radiologist. 7th ed. Philadelphia, PA: Lippincott Williams & Williams; 2012.

Vonkadich AC. Overview of radiobiology. In: Washington CM, Leaver D, editors. Principles and practice of radiation therapy. 3rd ed. St. Louis, MO: Mosby Elsevier; 2010. p. 57–85.

第 4 章

治疗和模拟设备

问题

1. 10 MV 光子束的最大剂量深度是多少?
   - A. 0.5 cm
   - B. 1.0 cm
   - C. 2.0 cm
   - D. 2.5 cm

2. 在直线加速器中比 12 MeV 能量更高的微波功率源是____。
   - A. 磁控管
   - B. 射频源
   - C. 速调管
   - D. 循环泵

3. 在直线加速器中,什么结构把微波从固定位置传输到加速器管结构中?
   - A. 速调管
   - B. 加速波导
   - C. 偏转磁铁
   - D. 波导管

4. 直线加速器的阴极是____。
   - A. 磁控管
   - B. 电子枪
   - C. 钨靶
   - D. 偏转磁铁

5. 关于直线加速器的加速结构,不正确的是____。
   - A. 位于加速器的支架中
   - B. 它们可以是垂直安装的
   - C. 它们可以是水平安装的
   - D. 电子在这里被加速

6. 加速器中的靶通常由什么材料构成?
   - A. 钨
   - B. 铅
   - C. 铜
   - D. 混凝土

7. 15 MV X 射线束的平均能量是多少?
   - A. 3.75 MV
   - B. 5 MV

C. 7.5 MV   D. 15 MV

8. 什么限定了射束的最大射野尺寸？

    A. 靶   B. 偏转磁铁

    C. 独立铅门   D. 初级准直器

9. 下面哪些组件用于直线加速器产生的 X 射线射束当中(选择所有正确的答案)？

    A. 散射箔   B. 靶

    C. 均整器

10. 当用电子束治疗时,把什么移出了射束的路径(选择所有正确的答案)？

    A. 靶   B. 散射箔

    C. 均整器

11. 哪个部件负责在所要求的剂量已经被投照时发出信号关闭机器？

    A. 脉冲电源   B. 电离室

    C. 速调管   D. 循环器

12. 直线加速器中准直器铅门是什么？

    A. 初级准直器   B. 次级准直器

    C. 多叶准直器   D. 以上都不是

13. 在直线加速器治疗头中,哪个部件将源皮距显示在患者皮肤上？

    A. 射野灯光   B. 光学距离指示器

    C. 电子限光筒   D. 机械距离指示器

14. 直线加速器使用什么加压以减少电击穿的机会？

    A. 油   B. 六氟化硫

    C. 射频   D. 微波

15. 在直线加速器中,什么辅助系统可以在治疗控制台改变剂量率？

    A. 冷却系统   B. 真空系统

    C. 自动频率控制   D. 脉冲电源

16. 治疗床通常由什么材料构成？

    A. 碳纤维   B. 透明合成树脂

    C. 铅   D. 泡沫聚苯乙烯

17. 下面哪个不是用于靶区定位的机载成像设备的示例?

　　A. 电子射野成像设备(EPID) 　　B. 千伏锥形束 CT

　　C. 在轨的 CT 扫描机 　　　　　D. 室内 PET 扫描仪

18. 常规模拟机的 X 射线球管位于____。

　　A. 支架 　　　　　　　　　　　B. 转动机架

　　C. 图像增强器 　　　　　　　　D. 调制器柜

19. ____描述了常规模拟机的射野大小。

　　A. 初级准直器 　　　　　　　　B. 叶片

　　C. 金属丝 　　　　　　　　　　D. 光栅

20. CT 模拟器的哪部分通常被称为孔径?

　　A. X 射线球管 　　　　　　　　B. 转动机架

　　C. 扇形束探测器

21. 空气的 HU 为____。

　　A. +1000 　　　　　　　　　　B. −1000

　　C. 0 　　　　　　　　　　　　D. −100

22. 数字重建影像 DRR 为哪项的缩写?

　　A. Digitally reconstructed radiograph

　　B. Digitally represented radiograph

　　C. Diagnostic radiograph reconstruction

　　D. Dose ratio reconstruction

23. 立体像素代表 CT 图像的什么?

　　A. 亮度 　　　　　　　　　　　B. 对比度

　　C. 层面厚度 　　　　　　　　　D. 像素数目

24. 安装在机械手臂上的直线加速器是哪种先进的治疗设备?

　　A. 螺旋断层放疗 　　　　　　　B. 射波刀

　　C. 伽马刀 　　　　　　　　　　D. 质子放疗

答案及解析

1. D。光子能量越大,穿透性越强,散射越强。最大剂量点深度或 100%深度剂量点随能量不同而不同。具体见表 4.1。

表 4.1 光子能量与对应的最大剂量点深度

光子能量（MV）	最大剂量点深度（cm）
4	1
6	1.5
10	2.5
18	3.5

2. C。磁控管、速调管位于直线加速器的固定位置。磁控管产生微波，其价格比速调管便宜但没有后者稳定。速调管能放大微波信号，用于更高能量的直线加速器（能量 > 12 MeV）。

3. D。微波通过波导管传到机架。微波通过管壁的反射限制在这些铜管当中，循环器防止微波回流到磁控管 / 速调管。

4. B。电子枪（直线加速器的阴极）将电子注入加速结构。电子"骑"着微波，并沿着加速器结构的路线加速和聚束。

5. A。在机架当中，加速器结构被分为行波或驻波（更为常见）。根据加速器结构的长度，它们可以垂直（长度较短）或水平（长度较长）安装，电子在这里与微波相遇并被加速。

6. A。如果需要用 X 射线来治疗，电子束轰击加速器的阳极钨靶（或类似的高 Z 材料）。

7. B。X 射线束的最大能量是入射的电子束能量。X 射线束的平均能量是入射电子束能量的约 1/3。

8. D。初级准直器帮助塑形光束并设置最大射野大小，通常为 40 cm × 40 cm。

9. B 和 C。

10. A 和 C。当用电子束治疗时，靶被移出射束路径。通过初级准直器后，光束击中散射箔。均整器用于 X 射线束，电子束轰击靶后，射束中心的 X 射线强度最大。均整器的中心较厚，使得 X 射线强度变均匀。散射箔用于电子束，电子束的直径非常小，散射箔将细的笔形射束分散成有用的射束用于治疗。

11. B。光束穿过均整器或散射箔后，接着穿过监测剂量率和总体剂量的电离室,在给予的剂量达到要求时电离室负责关闭机器。

12. B。次级准直器或准直器铅门由钨或铅材料制成,设定了治疗射野的尺寸。X 铅门设定了野的宽度, Y 铅门设定了射野的长度。现代直线加速器配备的独立铅门可以设置非对称射野。

13. B。射野灯显示模拟辐射野的光野,光学距离指示器在患者皮肤上显示源皮距,通常的范围在 80~130 cm。电子线限光筒有多种尺寸,通过附件连接到加速器上,在用电子线进行治疗时用来进一步限定射野的范围和形状。

14. B。直线加速器的压力系统采用六氟化硫加压波导,降低电击穿的机会。六氟化硫可以分解成有毒物质,所以在设备出现气体故障时需要小心。

15. D。位于支架中的冷却系统利用温度控制的水对直线加速器散热。真空系统为电子枪、加速器结构和偏转磁体保持低的、恒定的压力。自动频率控制系统使直线加速器的频率保持最佳水平。脉冲电源系统位于一个独立的模块化机柜中,为速调管和电子枪提供能量,并允许改变剂量率。

16. A。治疗床是由碳纤维制成的。它可以水平、垂直、横向移动和旋转,可以设置它的位置以提高治疗摆位的重复性。

17. D。用于靶区定位的机载成像和其他成像系统包括:具有平板探测器的千伏级成像系统、具有平板探测器的兆伏级成像系统(电子射野影像设备 EPID)、室内的 CT 扫描仪(在轨的 CT 扫描仪)、千伏级锥形束 CT(KV 成像仪安装在治疗机,围绕患者旋转时获取图像)、兆伏锥束 CT(利用 EPID 图像采集和图像重建)、螺旋断层放疗和超声。

18. B。常规的模拟器是模仿直线加速器的所有方面而设计,包括机械、几何和光学特征。X 射线球管位于直线加速器的转动机架上。

19. C。准直器组件包括限制 X 射线射野以改善图像质量的叶片 / 遮光器(射束限制隔膜),可以旋转 360°。模拟治疗机射野尺寸的射野限定金属丝和基准板,用作测量射野尺寸和患者解剖结构、光学距离指示器和附件固定器。

20. B。CT 扫描机的机架包括 X 射线球管和探测器,也称为孔径。当床移动时, X 射线球管围绕患者不断旋转。探测器固定在与 X 射线球管相对的机架上并将辐射转换成光信号,然后将其转换成电信号,并进一步转化成图像。

21. B。结构的密度由 CT 值或亨氏单位 HU 来表示。亨氏单位范围从

+1000（亮白）到 -1000（暗黑）。密质骨骼的值为 +1000，水为 0，空气
为 -1000。

22. A。

23. C。体素表示 CT 图像的层面厚度。窗位控制图像的亮度，窗宽控
制图像的对比度。

24. B。螺旋断层放疗机在治疗机或治疗床移动时以螺旋方式进行照
射。射波刀，无框立体定向放射外科设备，是一种安装在机器人手臂上的直
线加速器。这种设备在连续获取患者图像的同时精确地治疗患者，并且只
有当靶区处于正确的位置时治疗患者。伽马刀用于脑部的立体定向放射外
科手术。该装置有 201 个钴 60 放射源，为靶区提供高剂量而对正常组织的
剂量最小。质子治疗利用回旋加速器或同步加速器产生的质子束，利用布
拉格峰效应在靶区传递剂量的同时正常组织受照剂量很小（特别是靶区后
面的组织）。

推荐读物

Armstrong J, Washington CM. Photon dosimetry concepts and calculations. In: Washington CM, Leaver D, editors. Principles and practice of radiation therapy. 3rd ed. St. Louis, MO: Mosby Elsevier; 2010. p. 492–526.

Karzmark CJ, Morton RJ. A primer on theory and operation of linear accelerators in radiation therapy. Madison, WI: Medical Physics Publishing; 1998.

Khan FM. The physics of radiation therapy. 4th ed. Baltimore, MD: Lippincott Williams & Wilkins; 2010.

Leaver D. Treatment delivery equipment. In: Washington CM, Leaver D, editors. Principles and practice of radiation therapy. 3rd ed. St. Louis, MO: Mosby Elsevier; 2010. p. 133–57.

Leaver D, Uricchio N, Griggs P. Simulator design. In: Washington CM, Leaver D, editors. Principles and practice of radiation therapy. 3rd ed. St. Louis, MO: Mosby Elsevier; 2010. p. 416–41.

Uricchio N. Computed tomography simulation. In: Washington CM, Leaver D, editors. Principles and practice of radiation therapy. 3rd ed. St. Louis, MO: Mosby Elsevier; 2010. p. 467–91.

第 5 章

放疗质量保证

问题

1. 用于治疗机质量保证的电离室应每隔____在标准剂量实验室（ADCL）进行校正。

    A. 6 个月   B. 1 年

    C. 2 年   D. 5 年

2. 放射治疗执行单应至少____进行一次检查。

    A. 每天   B. 每周

    C. 每月   D. 每年

3. 关于直线加速器质量保证要遵循哪个机构提供的设备指南？

    A. 美国放射技师学会（ASRT）

    B. 美国放射肿瘤学家学会（ASRO）

    C. 美国放射技师注册机构（ARRT）

    D. 美国医学物理师学会（AAPM）

4. 为什么直线加速器有些质量保证项目测试的频率相对较低？

    A. 它们不太可能随着时间而变化 B. 故障的影响小

    C. A 和 B   D. 所有的测试都是每月进行的

5. 下列哪项可用来进行多射野对准测试？

    A. 分野   B. 准直器数字化显示

    C. 十字线中心   D. 机架

6. 在直线加速器上，门联锁装置测试的频率是____。

    A. 每天   B. 每周

    C. 每月　　　　　　　　　　D. 每年

7. 每天,直线加速器光子输出稳定性测试需控制在____%的正常范围。

    A. 1　　　　　　　　　　　B. 2

    C. 3　　　　　　　　　　　D. 4

8. 光学距离显示可以用以下工具进行测试:____。

    A. 定位激光灯　　　　　　　B. Lutz 装置

    C. 机械距离前指针　　　　　D. 激光立方体

9. 温度和气压的改变将影响电离室读数,以下哪项校正公式可以校正?

    A. $\text{Correction}_{t,p}=(760/P)\times[(273+T)/295]$

    B. $\text{Correction}_{t,p}=(760/P)/[(273+T)/295]$

    C. $\text{Correction}_{t,p}=(P/760)\times[295/(273+T)]$

    D. $\text{Correction}_{t,p}=(P/760)/[295/(273+T)]$

10. 射野平坦度的测量是在____的射野宽度以及 10 cm 深度处进行的。

    A. 50%　　　　　　　　　　B. 60%

    C. 70%　　　　　　　　　　D. 80%

11. 哪项测试是通过测量和比较射野截面上离中心轴相同距离的多个点完成的?

    A. 射野平坦度　　　　　　　B. 射野对称性

    C. 射野 / 光野一致性　　　　D. 射线输出稳定性

12. 每月的光野 / 射野一致性测试的允许误差是多少(选择所有正确的答案)?

    A. 1 mm　　　　　　　　　B. 2 mm

    C. 1%　　　　　　　　　　D. 2%

13. 机架和准直器角度指示的检查频率是____。

    A. 每天　　　　　　　　　　B. 每周

    C. 每月　　　　　　　　　　D. 每年

14. 准直器十字线中心的允许误差是____。

    A. 1 mm　　　　　　　　　B. 1%

    C. 2 mm　　　　　　　　　D. 2 %

15. 准直器、机架和治疗床旋转中心的测试频率是____。

    A. 每天   B. 每周

    C. 每月   D. 每年

16. 完成准直器旋转等中心测试后,胶片曝光的形状是____。

    A. 星形   B. 棱柱形

    C. 直线   D. 两条相交线

17. 下列哪项不是多叶准直器测试项目?

    A. 叶片形状   B. 叶片的运动

    C. 叶片速度   D. 叶片间漏射

18. CT 模拟机门联锁装置的测试频率是____。

    A. 每天   B. 每月

    C. 每年   D.CT 模拟机无门联锁装置

19. CT 模拟机每天的影像质量测试项目中包括验证下列哪项的 CT 值?

    A. 水   B. 脂肪

    C. 骨   D. 所有以上项目

20. CT 模拟机床的指示检查频率是____。

    A. 每天   B. 每周

    C. 每月   D. 每年

21. 当用调强放疗(IMRT)技术治疗患者时,计划在____之前必须采用模体进行照射并评估剂量分布。

    A. 首次治疗   B. 第 5 次治疗

    C. 疗程的一半   D. 疗程末

22. 定位激光灯检测的频率是____,正常范围是____。

    A. 每天,2%   B. 每天,2 mm

    C. 每周,2%   D. 每周,2 mm

23. 为了保证优质护理,患者至少应接受____的预期剂量。

    A.1%   B.2%

    C.5%   D.10%

24. 在线性加速器上每天必须完成以下哪些质量保证测试项目?

    A. 射野的对称性   B. X 射线输出的稳定性

　　C. 床面下沉　　　　　　　　　D. 门联锁

25. 在不同机架角度射线输出稳定性检测的频率是____。

　　A. 每天　　　　　　　　　　　B. 每月

　　C. 每 6 个月　　　　　　　　　D. 每年

26. 下面哪一项不是光野和射野不一致的原因?

　　A. 靶的位置偏差　　　　　　　B. 床面下沉引起的位置偏差

　　C. 反光镜的位置偏差　　　　　D. 光源的位置偏差

27. 每天对 CT 模拟定位机图像的质量保证检测中,水的 CT 值变化范围是____。

　　A. 1 HU　　　　　　　　　　　B. 5 HU

　　C. 10 HU　　　　　　　　　　 D. 15 HU

28. 电子线的平坦度必须在哪个范围内?

　　A. 2%　　　　　　　　　　　　B. 3%

　　C. 5%　　　　　　　　　　　　D. 8%

29. 每天 X 射线输出稳定性的检测采用的射野大小为____。

　　A. 5 cm × 5 cm　　　　　　　　B. 10 cm × 10 cm

　　C. 15 cm × 15 cm　　　　　　　D. 20 cm × 20 cm

答案及解析

　　1. C。所有用于剂量测量的设备必须经国家研究委员会(NRC)和国家认证机构进行校正,电离室必须每 2 年在标准剂量实验室(ADCL)进行校正。

　　2. B。放射治疗执行单应每周检查,而且至少在治疗开始的前三次和治疗结束时进行检查。应检查图表是否存在错误,应保证其易读性和准确性。

　　3. D。许多设备(的使用)是遵循美国医学物理师学会(AAPM)指南的, 1994 年发布的 TG40 号报告提供了相应的推荐指南,现已更新为 142 号报告,CT 扫描机的质量保证指南也由 AAPM 提供。

　　4. C。质量保证测试工作按工作频率分为:每天、每月和每年等类别。也可以分为:剂量学、机械和辐射安全等方面的测试等。考虑对患者治疗的影响或与机器故障相关的安全性进行安排。放疗单位新安装的设备或当设备进行维修和保养以后必须进行测试。除非所有的应用测试全部完成并在允许的误差范围内，否则不应进行治疗。

5. A。分野测试可以显示由于加速器焦点位移、准直器叶片不对称、准直器/机架旋转过程中位移等因素造成的射野不重合。测试时机架在180°角度间隔时进行胶片的双曝光，首次曝光时挡住射野的一半，再次曝光时挡住射野的另一半，两次曝光期间胶片不能移位。

6. A。门联锁装置应每天进行测试通过与否。测试时，在出束状态下打开机房门或在开门状态下试着开始出束。

7. C。每天，光子线和电子线输出稳定性测量的正常范围是3%，使用稳定性测量工具进行测量。光子线测量时使用10 cm×10 cm射野，电子线测量时则使用10 cm×10 cm的限光筒。

8. C。光距指示可以使用前指针的机械距离来测量，也可使用机器上的参考点来测量。这个日常质量保证测试项目非常重要，因为如果光距显示不准确，患者接受的剂量将随距离平方反比定律而改变，光距指示的正常范围是2 mm。

9. A。每月的输出稳定性测试是使用电离室在固体水或水模体中测量的，电离室应放置在模体中的某一深度处测量。电离室内空气密度随气压和温度而变化，气压和温度的单位分别是毫米汞柱（mmHg）和摄氏度（℃）。

10. D。射野平坦度的测量是在10 cm深度处、采用80%的射野宽度，测量照射野截面方向上的最大和最小剂量点，此两者的差除以两者的和即为平坦度。均整器位置的不准确可影响射野平坦度。

11. B。均整器位置的不准确可影响射野对称性。光子和电子线射野对称性的允许误差是3%。

12. B和C。光野/射野一致性是采用包装在纸信封的胶片来测量的，测量时将其放在治疗床上并置于等中心深度处，然后在胶片密封纸上做好10 cm×10 cm大小的标记，按10 cm×10 cm射野曝光，目测照射野和灯光野边缘是否重合。两者的不一致可由靶、灯光源和镜子位置不准确引起。

13. C。使用水平仪、旋转机架或准直器直到水平仪显示机器处于水平位置，然后检查机器的数字化角度读数，允许的误差范围是1°。

14. C。准直器十字线中心的测量是使用一张纸,标记好十字线中心的位置,旋转准直器的同时连续标记十字线中心的位置,旋转完成后检查此标记并确保其在允许误差范围内,此测试工作应为每月完成。

15. D。准直器、机架和床的等中心旋转测试是每年进行一次。测试时,使用纸袋密封的胶片放在床上并置于等中心深度处,打开射野长度方向并关闭宽度方向的准直器(反之亦然)后开始曝光胶片。下一步接着旋转准直器(床或机架)后重复上述步骤。

16. A。胶片会出现星形亮光。

17. A。多叶准直器的其他测试项目包括等中心处叶片的投影宽度、叶片漏射以及患者相关的射野形状。

18. D。CT 模拟机无门联锁装置,因为射线中断后患者需接受额外的再次扫描和剂量。

19. A。除激光灯的校正外,影像质量也需要每天检查,测试水的 CT 值的变化(必须在 5 HU 之内)。影像噪声和空间完整性也需要检查并与厂家的规定相匹配。

20. D。影像的方向也需要每年检查。

21. A。除了个体化的治疗计划质量保证外,还需要针对 IMRT 计划射野执行和治疗计划过程进行额外的质量保证。由于 IMRT 的 MU 跳数增加了,首次进行 IMRT 治疗时需要做进一步的辐射安全检查。

22. D。直线加速器每月质量保证项目和允许误差范围见表 5.1。直线加速器每年质量保证项目和允许误差范围见表 5.2。

表 5.1　直线加速器每月质量保证测试项目和允许误差范围

测试项目	允许误差范围
X 线输出稳定性	2%
电子线输出稳定性	2%
X 线射野平坦度稳定性	2%
电子线射野平坦度稳定性	3%
X 线和电子线的射野对称性	3%

(待续)

表 5.1(续)

测试项目	允许误差范围
光野 / 射野一致性	每一个边 2 mm 或 1%
机架 / 准直器角度指示	1°
准直器十字线中心	2 mm
射野大小指示	2 mm
床位置指示	2 mm 或 1°
紧急停止按钮	功能正常

Source: Hendee et al.(2005), Khan(2010), Klein et al.(2009), Kutcher et al.(1994), Schneider(2010)

表 5.2　直线加速器每年质量保证测试项目和允许误差范围

测试项目	允许误差范围
X 线输出稳定性	2%
电子线输出稳定性	2%
不同机架角度、射野大小和电子线限光筒的射野输出稳定性	2%
机架、准直器、治疗床的旋转等中心	2 mm
治疗床面下垂	2 mm

Source: Hendee et al.(2005), Khan(2010), Klein et al.(2009), Kutcher et al.(1994), Schneider(2010)

23. B。

24. B 和 D。

25. D。

26. B。

27. B。

28. B。

29. B。

（译者注:原书中无问题 24~29 的"答案及解析",目前答案为译者补充。）

推荐读物

Hendee WR, Ibbott GS, Hendee EG. Radiation therapy physics. 3rd ed. Hoboken, NJ: Wiley; 2005.

Khan FM. The physics of radiation therapy. 4th ed. Baltimore, MD: Lippincott Williams & Wilkins; 2010.

Klein EE, Hanley J, Bayouth J, Yin FF, Simon W, Dresser S, et al. Task group 142. Med Phys. 2009;36(9):4197–212.

Kutcher GJ, Coia L, Gillin M, Hanson WF, Leibel S, Morton RJ, et al. Comprehensive QA for radiation oncology: report of AAPM Radiation Therapy Committee Task Group 40. Med Phys. 1994;21(4):581–618.

Mutic S, Palta JR, Butker EK, Das IJ, Huq MS, Loo LN, et al. Quality assurance for computed-tomography simulators and the computed-tomography-simulation process: report of the AAPM Radiation Therapy Committee Task Group No. 66. Med Phys. 2003;30(10):2762–92.

Schneider JM. Quality improvement in radiation oncology. In: Washington CM, Leaver D, editors. Principles and practice of radiation therapy. 3rd ed. St. Louis, MO: Mosby Elsevier; 2010. p. 363–75.

第 6 章

模拟定位和放射治疗计划

问题

1. 下面哪一个是阴性造影剂?
   - A. 空气
   - B. 碘
   - C. 硫酸钡
   - D. 非离子型静脉造影剂

2. 下面关于碘造影剂的描述,哪一项不正确?
   - A. 可以静脉内给药
   - B. 在给药前必须检查肾功能
   - C. 只有离子型
   - D. 对贝类过敏的患者不应使用碘对比剂

3. 在使用静脉造影剂前,你应该评估患者的____。
   - A. 贝类过敏史
   - B. 肺功能
   - C. 关节痛
   - D. 胃肠道并发症

4. 舌骨位于第几椎体水平?
   - A. C1
   - B. C3
   - C. T1
   - D. T3

5. 胸骨上切迹位于第几椎体水平?
   - A. C3
   - B. T3
   - C. T6
   - D. L3

6. 举一个定位装置的例子:____。
   - A. 热塑面膜
   - B. 化学模具
   - C. 头部固定装置
   - D. 真空模具

7. 用什么定位装置使患者的小肠移出盆腔治疗区域?

　　A. 肩部辅助带　　　　　　　　　　B. 腹板

　　C. 翼板　　　　　　　　　　　　　D. 热塑性装置

8. 热塑性固定装置用来固定____。

　　A. 头颈部　　　　　　　　　　　　B. 胸部

　　C. 腹部　　　　　　　　　　　　　D. 盆腔

9. 当通过常规模拟获得图像时,对于 mA 正确的是____。

　　A. 控制影像的对比度　　　　　　　B. 代表射线的质

　　C. 控制图像的密度　　　　　　　　D. 以上都正确

10. 哪个不是 CT 模拟定位的步骤?

　　A. 扫描每位医师感兴趣的区域

　　B. 图像层厚 2~8 mm

　　C. 采用正交图像

　　D. 当图像重建时,确保患者的解剖和模拟标记被包括在视野中

11. CT 模拟定位后,放射治疗师必须记录什么?

　　A. 机架角度　　　　　　　　　　　B. 准直器角度

　　C. 照射野大小　　　　　　　　　　D. 患者摆位

12. 哪个不包括在 CTV 里?

　　A. 肿瘤区 GTV　　　　　　　　　　B. 运动边界

　　C. 显微镜可见病灶　　　　　　　　D. 以上选项都包括在 CTV 中

13. 何种靶区可根据患者的生理运动来确定,如呼吸运动?

　　A. 临床靶区　　　　　　　　　　　B. 内靶区

　　C. 大体肿瘤区　　　　　　　　　　D. 运动靶区

14. 用什么术语描述邻近治疗野内或附近的重要结构?

　　A. 内靶区　　　　　　　　　　　　B. 危及器官

　　C. 照射靶区　　　　　　　　　　　D. 内边界

15. 下面关于正向计划技术的描述,哪项是正确的?

　　A. 射野设计好后优化计划

　　B. 基于设置条件计算设计的治疗野

　　C. 用于调强放射治疗计划

　　D. 只用于近距离放疗计划

16. 在设计照射野和射野方向时需要考虑以下哪些因素(选择所有正确的答案)?

  A. 总的剂量   B. 射线的能量

  C. 患者的摆位

17. 下面哪种肿瘤最适合采用弧形治疗?

  A. 中央型肺癌   B. 炎性乳腺癌

  C. 尤文肉瘤   D. 鼻咽癌

18. 以下哪种射线束修正装置,不能用来补偿患者缺失的组织?

  A. 合金挡块   B. 组织等效填充物

  C. 补偿过滤器   D. 楔形板

19. 挡块需要多少个半价层厚度?

  A. 1   B. 3

  C. 5   D. 7

20. 多叶准直器(MLC)由什么材料制成?

  A. 利波维茨低温可熔合金   B. 钨

  C. 铅   D. 黄铜

21. 什么装置可以用来补偿缺失的组织并提高皮肤的剂量?

  A. 补偿过滤器   B. 组织等效填充物

  C. 楔形板   D. 手动挡块

22. 患者治疗计划中楔形板的使用限制是什么?

  A. 增加治疗计划所需时间   B. 射野大小的限制

  C. 可用机架角度的限制   D. 可用楔形板的角度变化很小

23. 请计算当使用一对 30° 楔形板时,两射野交角角度是多少?

  A. 60°   B. 120°

  C. 180°   D. 240°

24. 从射线束初始点的角度观察治疗野投影是____。

  A. 射野方向观   B. 等剂量分布图

  C. 剂量体积直方图   D. 射野大小观

25. 什么不包括在放射治疗的处方中?

  A. 分次剂量   B. 射野调制装置

  C. 治疗靶区   D. 患者体位

26. 计算 6 cm × 12 cm 射野大小的等效方野。

　　A. 4 cm × 4 cm　　　　　　　　B. 6 cm × 6 cm

　　C. 8 cm × 8 cm　　　　　　　　D. 10 cm × 10 cm

27. ____因子是最大剂量点深度处（dmax）某一射野大小的剂量与标准射野大小的剂量比值。

　　A. 衰减　　　　　　　　　　　B. 输出

　　C. 反向散射　　　　　　　　　D. 组织最大

28. 反向散射因子是____。

　　A. 射线束调制后的剂量与未调制的剂量比值

　　B. 模体中最大剂量点处（dmax）的剂量与空气中最大剂量点处的剂量比值

　　C. 靶轴间距

　　D. 某一深度的吸收剂量与最大剂量深度剂量的比

29. 百分深度剂量随____而增加。

　　A. 能量的增加　　　　　　　　B. 射野大小的减小

　　C. 深度的增加　　　　　　　　D. 以上全都是

30. 一名患者最初治疗在源皮距 100 cm 处使用 10 MV 光子线照射，深度为 5 cm，将源皮距替换为 110 cm 时，Mayneord 因子（MF）是多少？

　　A. 0.990　　　　　　　　　　　B. 0.993

　　C. 1.003　　　　　　　　　　　D. 1.010

31. 在模体中，某一深度的散射剂量与同一深度空气中散射剂量的比为____。

　　A. 组织 - 空气比（TAR）　　　　B. 散射 - 空气比（SAR）

　　C. 组织最大剂量比（TMR）　　　D. 组织模体比（TPR）

32. TAR 与____无关。

　　A. 能量　　　　　　　　　　　B. 射野大小

　　C. 深度　　　　　　　　　　　D. 源皮距

33. 6 MV 光子线，源皮距 100 cm，治疗深度 5 cm，计算相邻野（射野 A 长度 12，射野 B 长度 20）的间隙为____。

　　A. 0.5 cm　　　　　　　　　　　B. 0.8 cm

　　C. 1.3 cm　　　　　　　　　　　D. 1.5 cm

34. 射野的大小为 $12\,cm \times 16\,cm$,源皮距 $100\,cm$,治疗深度 $7\,cm$, Sc=1.08, Sp=1.007, % dd=76%,肿瘤目标剂量为 $180\,cGy$,计算接受腹部前后对穿照射患者的机器跳数(MU)_____。

  A. 90 MU　　　　　　　　　　B. 101 MU

  C. 109 MU　　　　　　　　　　D. 118 MU

35. 一名患者采用等中心四野(等权重)盆腔放疗,采用 $10 \times$ 光子线。前源皮距 $90\,cm$,右侧水平源皮距 $78\,cm$,后源皮距 $90\,cm$,左侧水平源皮距 $82\,cm$。总的肿瘤分次剂量为 $180\,cGy$。在查询因子前你需要什么信息来计算机器跳数(MU)?

  A. 射野大小　　　　　　　　　B. 患者摆位

  C. 患者画线的位置　　　　　　D. 机架角度

36. 12 MeV 电子线束的实际射程为_____。

  A. 3 cm　　　　　　　　　　　B. 4 cm

  C. 6 cm　　　　　　　　　　　D. 12 cm

37. 乳腺癌术后电子线加量治疗时,处方剂量给在 80% 等剂量线,限光筒尺寸为 $10\,cm \times 10\,cm$,最小挡铅因子是 1.05,每野剂量为 $200\,cGy$,需要多少机器跳数(MU)?

  A. 211 MU　　　　　　　　　　B. 238 MU

  C. 90 MU　　　　　　　　　　　D. 214 MU

答案及解析

1. A。阴性对比剂在图像上呈现为黑色,因为它比组织吸收更少的射线。氧气和空气是最常见的阴性对比剂。阳性对比剂在图像上呈现为明亮或白色,因为它比组织吸收更多的射线。阳性对比剂是具有高原子序数的化合物。硫酸钡和碘是常见类型的阳性对比剂。

2. C。碘造影剂可以是离子型的(过敏反应的风险增加)或非离子型的。碘造影剂经静脉给药后可以显示血管和肾脏,或通过导尿管进入膀胱。

3. A。在给药前,重要的是先检查肾功能,以及询问患者是否曾对造影剂和贝类食物过敏。

4. B。常用的体表标志,请参见表 6.1。

表 6.1 常用的体表标记

结构	对应的椎体
外耳道	C1
舌骨	C3-C4
甲状软骨	C4
环状软骨	C6
隆突	C7
胸骨上切迹	T2-T3
气管分叉	T4-T5
剑突	T10
脐	L4
腹主动脉分叉处	L4
髂嵴	L4

Source: Washington CM. Surface and sectional anatomy. In: Washington CM, Leaver D, editors. Principles and practice of radiation therapy. 3rd ed. St. Louis, MO: Mosby Elsevier; 2010, pp. 376–415

5. B。常用的体表标志,请参见表 6.1。

6. C。摆位装置用于帮助患者每天保持固定体位,并且可以用于多名患者。例如头部支架、膝部海绵、肩部辅助肩带和翼板。腹板用于使患者的小肠移出骨盆的治疗区域。

7. B。有关定位装置的更多详细信息,请参阅问题 6。

8. A。固定装置用于固定患者治疗部位的解剖结构。历史上,曾使用胶带。热塑性固定装置用于固定头部和颈部区域。化学模具可用于固定胸部、腹部或骨盆,如真空模具。对于调强放射治疗,当治疗胸部和腹部肿瘤时使用腹部加压装置以固定这个区域的肿瘤。

9. C。毫安(mA)数是射线的强度并控制整体密度。千伏电压(kVp)是射线的质并控制对比度。当采集图像时,遵循 15% 的规则,即增加 15% kVp,应减少 50% 毫安数。

10. C。在 CT 模拟完成后重建正交图像。

11. D。在 CT 模拟定位之后,放疗技师应该记录患者的体位信息以便重复(如患者的位置、标记线的位置、定位辅助和固定装置),并进行患者的测量和特殊说明。

12. B。在获取图像后,肿瘤、靶区和危及器官由放射肿瘤学家和剂量师和(或)物理师确定。治疗计划包括以下靶区:

- 大体肿瘤区(GTV):肿瘤本身。
- 临床靶区(CTV):GTV+可能存在显微镜可见病灶。
- 计划靶区(PTV):CTV+摆位不确定或患者移动产生的边界。
  - 内边界(IM):患者生理运动产生的边界。
  - 内靶区(ITV):CTV+IM。
- 治疗区:接受处方剂量的解剖部位。
- 照射区:接受照射剂量的区域,特别是正常组织耐受的剂量。
- 危及器官:在治疗野内或邻近治疗野的重要结构。

13. B。请参见问题12关于治疗计划靶区的详细解答。

14. B。请参见问题12关于治疗计划靶区的详细解答。

15. A。治疗计划可以是正向或逆向。对于正向计划,应确定射野并通过改变射野以优化计划。对于逆向计划,电脑程序根据最初设定的计划参数设计射野,用于调强治疗计划。

16. A,B和C。当射野和射线束的角度设置好后,必须考虑剂量和分割方案,等中心或等距离设置,方式(光子或电子),射线束的能量,尽量减少对正常组织剂量照射所需的射野数,固定或旋转射野,射野的权重,以及组织中射线束的衰减。骨组织射线束的衰减比其他组织更多,而肺衰减更少。

17. A。旋转野放疗用于中央型、定义明确的肿瘤。应将等中心点设置在靶区中,确保最高剂量点在靶区内。

18. A。补偿过滤器用于补偿缺失的组织。过滤器由组织等效材料制成,其厚度等于缺失组织的厚度。补偿过滤器可以改善剂量分布,同时提供皮肤保护效应。组织等效填充物是直接置于患者皮肤上的组织等效材料,其可用于补偿缺失的组织或增加对皮肤的剂量。组织等效填充物必须平放在皮肤上,并且避免出现空气间隙。市场上可以买到的最常用的材料有湿纱布和米袋等。楔形板也可以补偿缺失的组织。

19. C。挡块的厚度必须满足少于5%的射线穿透,因此应该有5个半价层(HVL)厚。手动挡块是非发散的标准化的挡块,放置在挡铅托架上,并根据临床需要放置,它们用于紧急治疗。定制挡块由合金或利波维茨低温可熔合金制成,并根据患者和射野的需要定制。这些发散挡块可以是阳性挡块(放在射野中央)或阴性挡块(挡在射野外)。

20. B。在治疗机器中,多叶准直器是计算机控制的可以控制治疗野形状的挡块。其由钨制成,这些装置可在治疗期间移动以调制治疗射线束。

21. B。有关补偿器和挡块的详细信息,请参见问题18。

22. B。楔形物用于改变患者的等剂量分布或补偿倾斜表面的剂量。物理楔形板角度有15°、30°、45° 和60°,并且受射野大小的限制。楔形板的跟部是较厚的部分,而趾部较薄。当补偿倾斜表面时,跟部被放置在组织缺失的区域。动态楔形板是当准直器的钨门在治疗期间移动,以模拟治疗中的楔形野。

23. B。一对楔形板是当两个野使用楔形板时调节等剂量线的分布。射野交角是两个野之间的角度。交角的公式 =180° -(2 × 楔形角)。当使用楔形对时,跟部应放在一起。

24. A。可用几种工具评估射野和射线束的设置。射野方向观视图(BEV)是从射束发出点的角度看治疗野的投影。等剂量分布图代表剂量在组织内是如何沉积的。剂量体积直方图(DVH)是器官体积与接受剂量关系的示意图。

25. D。放射治疗处方必须包括治疗的靶区和剂量、分次计划(分次数、分次剂量和分次排程)以及治疗相关的信息(射线的种类和能量,以及线束调制装置)。

26. C。治疗野的等效方野用于剂量计算。这考虑了不同形状射野的不同散射特性。射野的等效方野 = 4 ×(射野的面积 / 射野的周长)。

27. B。射野输出因子是射野的最大输出剂量率与标准射野(一般为10 cm × 10 cm)的最大输出剂量率之比。射野输出因子也可以被称为 Sc (准直器散射因子),通常在最大剂量点处(dmax),10 cm × 10 cm 射野的条件设置为 1 cGy/MU。射野输出因子随着射野大小的增加而增加。

28. B。反向散射因子(BSF)是最大剂量点深度处模体中与空气中剂量之比,也可以被称为峰值散射因子。反向散射因子取决于能量和射野大小,与源皮距 SSD 无关。Sp(模体散射因子)= 给定射野的反向散射因子与参考射野(通常为 10 cm × 10 cm)的反向散射因子的比。衰减因子是射线束中修正的剂量与射线束中没有修正的剂量比,用于楔形板、挡块托盘和补偿器。百分深度剂量是某一深度的吸收剂量与 dmax 处吸收剂量的百分比。

29. A。百分深度剂量随着能量的增加而增加，随着射野尺寸的增加而增加，随着深度的增加而减小，并且随着源皮距的增加而减少。

30. C。当患者使用不同的源皮距治疗时，Mayneord 因子用于源皮距的计算：

$$MF=\{(SSD_1+d)/(SSD_1+dmax)\}^2 \times \{(SSD_2+dmax)/(SSD_2+d)\}^2$$

31. B。组织 – 空气比（TAR）是模体中某一深度的吸收剂量与同一深度空气中的吸收剂量比。散射 – 空气比（SAR）是在模体中某一深度处的散射剂量与在同一深度的空气散射剂量比，并用于不规则形状的射野。组织最大剂量比（TMR）是某一深度处的剂量与最大剂量点处剂量之比，而组织模体比（TPR）是某一深度处的剂量与参考深度处的剂量的比。

32. D。TAR 随着能量增加和射野尺寸的增加而增加，随着深度的增加而减小，并且与源皮距无关。此因子用于源轴距计算。当在最大剂量点深度处测量时，TAR=BSF。

33. B。要计算相邻光子射野的皮肤间隔，请使用以下公式：

$$Gap=[(L_{1/2}) \times (d/SSD_1)]+[(L_{2/2}) \times (d/SSD_2)]$$

34. C。要计算 SSD 的 MU，请使用以下公式：

$$MU=\frac{每个治疗射野的肿瘤剂量}{lcGy/MU \times Sc \times Sp \times \% \, dd \times SSD 因子 \times 衰减因子}$$

$$SSD 因子 =[SCD/(SSD+dmax)]^2$$

35. A。要计算 SAD 的 MU，请使用以下公式：

$$MU=\frac{每个治疗射野的肿瘤剂量}{lcGy/MU \times Sc \times Sp \times TMR \times SAD 因子 \times 衰减因子}$$

$$SAD 因子 =(SCD/SAD)^2$$

36. C。电子线的射程基于射线的能量。实际射程（Rp）是电子在组织中行进的深度，由射线束能量值（MeV）的 1/2 计算。80% 等剂量曲线深度 = 射线束能量值（MeV）的 1/3，90% 的等剂量曲线深度 = 射线束能量值（MeV）的 1/4。

37. B。在电子线计算中使用的信息包括肿瘤分次剂量、靶区的深度、限光筒的尺寸和挡块因子（Cfs）和校准因子（Ccal）（通常为 1 cGy/MU）。

要计算电子线的 MU，使用以下公式：

$$MU=\frac{\text{每个治疗射野的肿瘤剂量}}{\% \ dd \times Cfs \times Ccal}$$

推荐读物

Armstrong J, Washington CM. Photon dosimetry concepts and calculations. In: Washington CM, Leaver D, editors. Principles and practice of radiation therapy. 3rd ed. St. Louis, MO: Mosby Elsevier; 2010. p. 492–526.

Bass LH, Anderson SL. Infection control in radiation oncology facilities. In: Washington CM, Leaver D, editors. Principles and practice of radiation therapy. 3rd ed. St. Louis, MO: Mosby Elsevier; 2010. p. 190–225.

Hendee WR, Ibbott GS, Hendee EG. Radiation therapy physics. 3rd ed. Hoboken, NJ: Wiley; 2005.

Kempa AF. Electron beams in radiation therapy. In: Washington CM, Leaver D, editors. Principles and practice of radiation therapy. 3rd ed. St. Louis, MO: Mosby Elsevier; 2010. p. 550–63.

Khan FM. The physics of radiation therapy. 4th ed. Baltimore, MD: Lippincott Williams & Wilkins; 2010.

Leaver D, Keller R, Uricchia N. Conventional (fluoroscopy-based) simulation procedures. In: Washington CM, Leaver D, editors. Principles and practice of radiation therapy. 3rd ed. St. Louis, MO: Mosby Elsevier; 2010. p. 442–66.

Stanton R, Stinson D. Applied physics for radiation oncology. Madison, WI: Medical Physics Publishing; 1996.

Urrichio N. Computed tomography simulation. In: Washington CM, Leaver D, editors. Principles and practice of radiation therapy. 3rd ed. St. Louis, MO: Mosby Elsevier; 2010. p. 467–91.

Vassil AD, Videtic GMM. Tools for simulation and treatment. In: Videtic GMM, Vassil AD, editors. Handbook of treatment planning in radiation oncology. New York: Demos Medical Publishing; 2011. p. 15–24.

Washington CM. Surface and sectional anatomy. In: Washington CM, Leaver D, editors. Principles and practice of radiation therapy. 3rd ed. St. Louis, MO: Mosby Elsevier; 2010. p. 376–415.

Wuu CS. Three-dimensional physics and treatment planning. In: Chao KSC, Perez CA, Brady LW, editors. Radiation oncology management decisions. 3rd ed. Philadelphia, PA: Wolters Kluwer-Lippincott Williams and Wilkins; 2011. p. 31–40.

第 7 章

放射治疗实施

问题

1. 关于患者摆位,下列各项错误的是____。
   A. 如果患者被固定,其舒适度并不重要
   B. 患者可能需要在治疗前取出义齿或其他器械
   C. 患者的设置文件对每天的摆位是必要的
   D. 每日摆位均需核实确认

2. 当三点定位患者时,患者的下列这些面被固定除了____。
   A.W B.X
   C.Y D.Z

3. 正交片是相隔____拍摄的两张片子。
   A. 45°   B. 90°
   C. 180°   D. 275°

4. 下列哪种放射治疗方式可以测量肿瘤的运动?
   A. 2D   B. 3D
   C. 4D   D.IMRT

5. 剂量计算在首次治疗前需经____次独立检查。
   A. 1   B. 2
   C. 3   D. 4

6. 下列哪项检查是弧形放疗所必需的而不是静态放疗所必需的?
   A. 床值   B. 患者摆位
   C. 正确使用患者标记   D. 机架与床之间的间隙

7. 下列哪项不是放疗处方中所必须包括的?

　　A. 解剖位置　　　　　　　　B. 治疗技术

　　C. 副反应处理的教学　　　　D. 分次方案

8. 下列哪些机器部件是放射治疗师在治疗前需事先检查的(选择所有正确的答案)?

　　A. 光距尺　　　　　　　　　B. 机器参数

　　C. 光野灯　　　　　　　　　D. 患者摆位

9. 下列哪些选项是患者放疗时需要监控的(选择所有正确的答案)?

　　A. 患者安全　　　　　　　　B. 患者移动

　　C. 防止机架与治疗床的碰撞

10. 患者监控应该包括(选择所有正确的答案)＿＿＿。

　　A. 双向音频通讯

　　B. 患者治疗区域的视频监控

　　C. 调强放射治疗时多叶准直器的移动

　　D. 麻醉患者的视频监控

11. 下列哪项参数不是由所有的记录与验证软件系统进行验证的?

　　A. 射野位置(机架、小机头、床)　B. 正确的患者

　　C. 射野尺寸和(或)限光筒尺寸　D. 机器跳数

12. 验证影像至少在哪些时候需要做(选择所有应用)?

　　A. 在放射治疗疗程开始前　　B. 每次放疗前

　　C. 当患者的体位或治疗计划改变时

13. 关于患者剂量的验证,下列哪项不正确?

　　A. 可以利用热释光剂量计来测量

　　B. 需由医师下达命令

　　C. 可以在患者放疗结束前测量

　　D. 可以使用二极管来测量

14. 在机器出现故障,治疗射野被中断的情况下,可以在哪里找到已经给患者投照的 MU?

　　A. 备份 MU 计数器　　　　　B. 请求物理人员

　　C. 只能通过记录与验证计算机　D. 电路断路器盒

15. 在治疗中治疗床发生意外移动是由于____。

　　A. 机械故障　　　　　　　　B. 出束故障

　　C. 电子故障　　　　　　　　D. 人为错误

16. 如果射线在适当的机器跳数投照完成后未能停止，放射治疗师最先要做的是____。

　　A. 按下治疗室紧急按钮　　　B. 呼叫医护人员

　　C. 按下控制台射线停止按钮　D. 让患者从治疗床上下来

答案及解析

1. A。患者接受放射治疗前，放射治疗师必须确认患者的体位及固定装置，可以通过摆位须知、患者影像、摆位图示及合适的体表解剖标记来确认。患者必须位于治疗床的正确位置，义齿以及其他一切影响治疗的物品均需移除。此外，放射治疗师必须保证患者有良好的固定及舒适度。

2. A。模拟定位时所做文身或标记线是用来确认等中心的，等中心是患者经三点定位确定的，确定患者摆位时的水平面、横断面及垂直面（ X、Y、Z 平面 ）。

3. B。治疗射野等中心在治疗前需经过影像验证。对于调强和三维放疗来说，正交片是用来验证等中心的（两张片子相距 90° 摄取 ）。放射治疗师可能需要对基准标记进行成像（标记可能是植入患者体内的或是固定装置上的 ）来确认靶区。

4. C。2D 治疗是通过 2D 影像进行计划设计并且通过正交片及模拟机影像比对来进行确认。3D 治疗是通过 3D 影像进行计划设计并且与治疗计划的影像比对进行确认。射野的数目不定并且有射野优化设备。对于 4D 放疗，肿瘤或呼吸的移动幅度可以测量并且必须在首次治疗前确认。IMRT 是 3D 适形放疗技术的高级形式，它能与肿瘤体积有很好的剂量适形同时保护周围危及器官。治疗计划实施前需经过强度图来验证。

5. B。剂量计算在治疗实施前需经两次独立检查。放射治疗师在治疗前同样需要复核。此外，放射治疗师还应该检查射野大小、射线修正和治疗深度。每个治疗野的挡块、位置均需通过射野方向观（以通过数字重建影像为代表 ）来确认。治疗处方及治疗计划在每次治疗前均需确认以确保未做改动。

6. D。采用弧形照射技术时,必须确认机架和成像系统以及患者和治疗室内所有设备之间不会发生碰撞。

7. C。副反应处理方法的教学是患者记录表里要求的一部分,而并不是治疗处方里所要求的。

8. A,B 和 C。虽然患者的摆位必须在治疗前确认,但它并不是机器的组成部分。需要检查和确认的机器部件包括:日常质量保证测试、限光筒联锁、准直器和机架功能、射野灯、治疗床、光学距离指示器及机器控制仪表灯。机器参数同样需要检查,例如:机架及准直器参数、射野大小、射线修正、射线的类型和能量。正确的患者和治疗部位在日常治疗前也需经过确认。

9. A,B 和 C。患者在治疗室内及治疗时需被全程监控。需监控的原因包括:患者安全(发现患者的不适,显示紧急情况);避免因为患者的运动(自主及不自主运动)导致肿瘤的漏照;监控也为摆位、避免机架与治疗床碰撞提供二次检查。

10. A,B,C 和 D。由于 MV 级射线治疗的屏蔽防护需要,在肿瘤放射治疗中一般不对患者进行直接监控。在模拟定位室及深部 X 线治疗室可以使用铅玻璃窗口监控患者。应使用两个摄像机视频监控患者,一个监控治疗区域,另一个监控患者。如果是被麻醉的患者,需在患者主监控器上加装监控。双向音频通讯同样是患者监控的一部分。在调强放疗中放射治疗师还需要监控多叶光栅的移动。

11. B。肿瘤放射治疗中,记录和验证系统用来验证和记录每次治疗的参数。在治疗之前治疗信息从治疗计划中导入并进行确认。这些参数包括:机器跳数、射野位置(机架、准直器、治疗床)、射线修正装置、射野大小和(或)限光筒大小、射线的类型、能量。如果参数超过设置的容差限值,射野将被阻止治疗。

12. A 和 C。射野影像为患者的治疗提供记录。在治疗疗程开始前、每五次治疗当中、医师指出患者的体位或治疗计划发生改变时必须进行射野的影像验证。验证影像需包括治疗区及周围解剖结构(双曝光影像)。

13. C。患者剂量可以通过热释光剂量计、二极管或胶片在前几次的治疗中进行验证。医师需提供额外的剂量监测指示。

14. A。放射治疗师需在设备故障后记录如下内容:故障发生的日期及时间、故障现象及处理措施的描述、患者已接受的剂量单位(在治疗机器控制台上的备份计数器上可找到)。

15. A。如果患者出现紧急情况或设备故障时,放射治疗师必须了解故障类型及处理步骤。出束故障包括不规则或非常低的剂量率、机器在规定剂量结束时不能停止。电气故障包括停电或电流不规则导致断路器跳闸。机械故障包括治疗床、机架及准直器的意外移动。

16. C。射线束应该在合适的机器跳数实施完成后停止。一旦未停止,备份计时器会切断射线束。如果出束还在继续,放射治疗师应该:

- 按下线束停止(beam off)/重置复位(reset)/旋钥匙(turn key)。
- 按下控制台的应急按钮。
- 关闭断路器。
- 打开治疗室门。
- 解除室内紧急状况。
- 让患者下床并离开治疗室。
- 关闭治疗室门。
- 通知相关人员(物理师、工程师等),避免其他人进入治疗室。

推荐读物

Coleman AM. Treatment procedures. In: Washington CM, Leaver D, editors. Principles and practice of radiation therapy. 3rd ed. St. Louis, MO: Mosby Elsevier; 2010. p. 158–79.

Galvin J, Blumberg AL, Camphausen K, Hayden SE, Kuettel M, Rivard MJ, et al. The process of care in radiation oncology. In: Zietman AL, Palta JR, Steinberg ML, editors. Safety is no accident. A framework for quality radiation oncology and care. Fairfax, VA: American Society for Radiation Oncology; 2012. p. 3–10.

Leaver D. Treatment delivery equipment. In: Washington CM, Leaver D, editors. Principles and practice of radiation therapy. 3rd ed. St. Louis, MO: Mosby Elsevier; 2010. p. 133–57.

Marks LB, Pavord D, Burns RA, Dawson LA, Kachnic LA, Johnston PAS, et al. Safety. In: Zietman AL, Palta JR, Steinberg ML, editors. Safety is no accident. A framework for quality radiation oncology and care. Fairfax, VA: American Society for Radiation Oncology; 2012. p. 19–27.

Stanton R, Stinson D. Applied physics for radiation oncology. Madison, WI: Medical Physics Publishing; 1996.

第 8 章

患者护理原则

问题

1. 患者和医护人员之间的语言沟通可能受什么因素影响？

    A. 患者的听力   B. 医护人员的受教育程度

    C. 患者的语言理解能力   D. A 和 B

    E. A 和 C   F. A, B 和 C

2. 使用面部表情、手势和肢体语言的沟通方式属于____。

    A. 语言沟通   B. 书面沟通

    C. 非语言沟通   D. 肢体接触沟通

3. "人种"可以描述为____。

    A. 在一个特定社会群体中，代代相传过程中学会的行为

    B. 具有相似身体特征的人群

    C. 健康和疾病的定义

    D. A 和 B

    E. B 和 C

4. 以下哪项不会受到患者文化背景的影响？

    A. 沟通方式   B. 获得医疗保健的途径

    C. 不同疾病的治疗方法   D. 以上都受到影响

5. 根据 Elizabeth Kubler-Ross 理论，应对死亡 / 巨大伤残的最后一个阶段是____。

    A. 协议   B. 否认

    C. 愤怒   D. 接受

6. 在和有听力障碍的患者交谈时,以下哪些行为是有帮助的(选择所有正确的答案)?

　　A. 对患者大喊　　　　　　　　B. 放慢语速

　　C. 说话时面对着患者　　　　　D. 只用书面沟通

7. 以下哪一组儿童是通过玩耍进行学习的?

　　A. 婴儿　　　　　　　　　　　B. 幼儿

　　C. 学龄期儿童　　　　　　　　D. 青少年

8. 通过以下哪种方式可以减轻患者的恐惧和焦虑,并增加患者的依从性?

　　A. 知情同意　　　　　　　　　B. 患者教育

　　C. 联合委员会认证　　　　　　D. 隐私保护

9. 当向患者提供患者教育时,以下哪项不是必要的?

　　A. 为患者教育提供必要的准备

　　B. 模拟或治疗过程,包括解释过程的目的和运作方式

　　C. 工作人员的教育程度和背景

　　D. 医疗操作的时长

10. 正常的直肠温度是多少?

　　A. 97.6 ℉(约 36.4℃)　　　　B. 98.6 ℉(约 37℃)

　　C. 99.6 ℉(约 37.6℃)　　　　D. 100.6 ℉(约 38.1℃)

11. 如果测量患者的呼吸频率,以下哪一项在正常范围内?

　　A. 每分钟 10 次呼吸　　　　　B. 每分钟 16 次呼吸

　　C. 每分钟 20 次呼吸　　　　　D. 每分钟 26 次呼吸

12. 如果测量患者的脉率,下列哪一项在正常范围内?

　　A. 每分钟 50 次　　　　　　　B. 每分钟 80 次

　　C. 每秒 50 次　　　　　　　　D. 每秒 80 次

13. 测量血压应使用____。

　　A. 血氧计　　　　　　　　　　B. 气压计

　　C. 血压计　　　　　　　　　　D. 心电图导联

14. 舒张压的正常值为____。

　　A. 30 mmHg(1 mmHg ≈ 0.133 kPa)

　　B. 60 mmHg

C. 90 mmHg

D. 以上都在正常范围内

15. 急性副作用是指持续____或更短时间。

A. 18 个月　　　　　　　　　　B. 12 个月

C. 6 个月　　　　　　　　　　　D. 1 个月

16. 患者治疗副作用的严重程度取决于____。

A. 治疗部位　　　　　　　　　　B. 治疗器官的体积

C. 患者治疗的时间　　　　　　　D. A 和 B

E. A，B 和 C

17. 以下哪一项不是常见副作用?

A. 皮肤反应　　　　　　　　　　B. 乏力

C. 腹泻　　　　　　　　　　　　D. 厌食

18. Ⅲ度皮肤反应的特征是____。

A. 干性脱皮　　　　　　　　　　B. 湿性脱皮

C. 坏死　　　　　　　　　　　　D. 红斑

19. 以下哪项不是慢性放射性皮肤副反应?

A. 干性脱皮　　　　　　　　　　B. 纤维化

C. 淋巴水肿　　　　　　　　　　D. 毛细血管扩张

20. 为了最大限度地减小皮肤反应,患者在放疗期间应避免(选择所有正确的答案)____。

A. 治疗部位受风吹日晒　　　　　B. 含乙醇的保湿剂

C. 温和的清洁剂

21. 极度疲劳,难以维持正常的日常生活和工作,肌肉无力可以概述为____。

A. 败血症　　　　　　　　　　　B. 厌食

C. 乏力　　　　　　　　　　　　D. 恶病质

22. 食欲缺乏定义为____。

A. 消瘦　　　　　　　　　　　　B. 厌食

C. 恶性营养不良　　　　　　　　D. 乏力

23. 可造成暂时性脱发的剂量大约为____。

A. 5 Gy　　　　　　　　　　　　B. 15 Gy

C. 35 Gy　　　　　　　　　　　　D. 55 Gy

24. 肺炎的治疗包括使用____。

    A. 抗生素   B. 抗病毒药物

    C. 加湿器   D. 止吐药物

25. 胃上皮细胞的破坏可导致 _____,并且在 _____ 的剂量范围开始出现。

    A. 腹泻,1000~2000 cGy   B. 恶心,1000~2000 cGy

    C. 腹泻,2000~3000 cGy   D. 恶心,2000~3000 cGy

26. 以下哪项不是恶心和呕吐的治疗措施?

    A. 少食多餐   B. 清淡饮食

    C. 吃冷的食物   D. 吃辣的食物

27. 小肠绒毛的破坏可导致____。

    A. 腹泻   B. 呕吐

    C. 红斑   D. 以上都是

28. 少渣饮食的患者不推荐以下哪一项?

    A. 全麦食品   B. 烹调后的蔬菜

    C. 低脂乳制品   D. 优质蛋白(家禽)

29. 血小板减少症患者减少的是____。

    A. 血小板   B. 白细胞

    C. 红细胞   D. 干细胞

30. 下列哪些血常规指标不在正常范围内?

    A. 红细胞:$3.2 \times 10^6/mm^3$ B. 白细胞:$7000/mm^3$

    C. 血小板:$400\,000/mm^3$ D. 血红蛋白:14.5/100 mL

31. 下列哪个术语用来描述日渐消瘦的症状?

    A. 消瘦   B. 贫血

    C. 恶病质   D. 无菌

32. 放射治疗导致的唾液腺长期副作用是____。

    A. 鹅口疮(真菌性口炎)   B. 炎症

    C. 口干症   D. 吞咽疼痛

33. 治疗鹅口疮(真菌性口炎)可使用____。

    A. 止吐药   B. 抗真菌感染药物

    C. 抗生素   D. 糖皮质激素

34. 消瘦是____。
    A. 日渐消瘦的状态　　　　　B. 能量摄入不足性营养不良
    C. 蛋白摄入不足性营养不良　　D. 贫血

35. 以下哪个 KPS 评分的患者需要不间断的看护照料?
    A. 25　　　　　　　　　　　B. 50
    C. 75　　　　　　　　　　　D. 100

36. 下列哪些患者需要临终关怀?
    A. 预期寿命小于 6 个月　　　B. 无需日常看护照料
    C. 经济困难者　　　　　　　D. 以上都是

37. 下列哪些患者病理性骨折风险最高?
    A. 成骨性骨转移　　　　　　B. 溶骨性骨转移
    C. 脑转移　　　　　　　　　D. 肺转移

38. 当帮助能走动的患者躺到治疗床时,你该走在哪里?
    A. 患者前面　　　　　　　　B. 患者后面
    C. 患者患侧　　　　　　　　D. 患者健侧

39. 帮助无法从轮椅上站起来的患者躺到治疗床上,可能用到哪种设备?
    A. 滑板　　　　　　　　　　B. 霍耶升降机(供截瘫者移位用)
    C. 传板　　　　　　　　　　D. 步行训练帮助带

40. 当患者被推车送到放疗机房时,哪种设备可帮助将患者转移到治疗床上?
    A. 滑板　　　　　　　　　　B. 步行训练帮助带
    C. 膝盖枕　　　　　　　　　D. 安全辅助带

41. 当患者带着输液泵到放疗机房时,药物液体袋应该放置在什么位置?
    A. 患者静脉注射部位的旁边　B. 高于患者静脉注射的部位
    C. 低于患者静脉注射的部位　D. 位置无关紧要

42. 胸腔引流袋应该放置于____。
    A. 患者胸部位置水平　　　　B. 高于患者胸部位置水平
    C. 低于患者胸部位置水平　　D. 位置无关紧要

43. 为保证头颈部放疗患者治疗期间的营养摄入,可采用的医疗干预手段是____。

　　A. 胃造瘘术

　　B. PICC(经外周静脉穿刺中心静脉置管术)埋针

　　C. 气管切开术

　　D. 导尿管

44. 下列哪项不是膀胱导尿管置入术的适应证?

　　A. 放射治疗计划设计时的膀胱显像

　　B. 膀胱癌化疗

　　C. 尿路梗阻的分流

　　D. 放射治疗计划设计时的外阴位置显示

45. 以下哪项是患者被注射造影剂后的正常反应?

　　A. 体热　　　　　　　　　B. 头痛

　　C. 眩晕　　　　　　　　　D. 恶心

46. 如果一名患者注射造影剂后出现轻度反应,可能会有什么症状(选择所有正确的答案)?

　　A. 荨麻疹　　　　　　　　B. 恶心、呕吐

　　C. 哮喘　　　　　　　　　D. 寒战

　　E. 头痛

47. 在注射造影剂时我们手头必须准备一种药,它可用于患者发生过敏反应,这种药物是____。

　　A. 糖皮质激素　　　　　　B. 抗组胺药物

　　C. 止吐药　　　　　　　　D. 利尿剂

48. 心肺复苏中,CAB代表什么?

　　A. 循环,气道,血压　　　　B. 按压,自动体外除颤仪,呼吸

　　C. 按压,气道,呼吸　　　　D. 循环,自动体外除颤仪,血压

49. 给失去意识的人清除气道阻塞物的正确方法是____。

　　A. 哈姆立克急救法　　　　B. 腹部推压法

　　C. 拍击背部　　　　　　　D. 心肺复苏

50. 脑血管意外(中风)的症状和体征包括(选择所有正确的答案)____。

　　A. 面部或四肢麻木或无力,尤其是单侧肢体

B. 意识不清,说话、理解困难

C. 低血糖

D. 单眼或双眼视物障碍

51. 患者癫痫发作时,不该采取以下哪种行动?

A. 防止患者误吸　　　　　　　B. 保持患者气道通畅

C. 清理患者口腔异物　　　　　D. 防止患者跌倒

52. 高血糖症的特征表现是____。

A. 渐进的多饮和多尿　　　　　B. 面色苍白,皮肤湿冷

C. 抽搐　　　　　　　　　　　D. 眩晕

53. 活动性肺结核患者到放射治疗科时需要给予____预防措施。

A. 接触　　　　　　　　　　　B. 空气传播的

C. 保护性的　　　　　　　　　D. 飞沫

54. 医院获得性感染被称为____感染。

A. 院内　　　　　　　　　　　B. 自身免疫性

C. 细菌　　　　　　　　　　　D. 耐药

55. 减少医院获得性感染最有效的措施是____。

A. 无菌技术　　　　　　　　　B. 标准预防

C. 洗手　　　　　　　　　　　D. 接触隔离

56. 以阻断传播途径为基础的个人防护器材包括以下所有器材,除了____。

A. 护目镜　　　　　　　　　　B. 隔离衣

C. 手套　　　　　　　　　　　D. 发套

57. 艰难梭状芽孢杆菌通过____传播。

A. 直接接触　　　　　　　　　B. 飞沫

C. 粉尘　　　　　　　　　　　D. 空气传播

答案及解析

1. E。语言沟通,或者说是用词汇进行信息交换,可能受患者的听力、患者的语言理解能力(可能需要翻译者)、患者的受教育程度以及患者对于自身病情和治疗的理解能力的影响。

2. C。非语言交流包括肢体语言、面部表情、眼神接触、手势、空间距离、体态、接触和沉默。当非语言交流与语言交流所传达信息两者有冲突时,非语言交流更可信。

3. B。人种描述的是具有相似身体特征的人群,而文化则描述的是在一个特定的人类社会中,代代相传过程中的学习行为方式。种族表现出了多方面的因素,包括人种、出身、语言和宗教信仰。

4. D。此外,文化可影响医疗保健水平,主要是通过影响个人卫生、自我保健措施、对免疫接种及其他治疗的态度,从而导致疾病发病谱的不均衡以及治疗及预后的不同。了解患者的文化可以引导更好的治疗,因为放射治疗师能够了解他们的患者对疾病和治疗的观念,以及互相交流时患者的偏好。对于放射治疗师来说,了解患者的文化很重要,不能一成不变。

5. D。这五个阶段按顺序依次是否认、愤怒、协议、沮丧和接受。

6. B 和 C。尽管为患者提供书面说明有帮助,然而这可作为语言交流之外的一种补充方式。对于听力有障碍的患者,应该放慢语速、声音响亮(但不是大喊)及当他们在唇读的时候面向患者;对于耳聋者,应该为他们提供一位手语翻译。

7. B。幼儿通过玩耍进行学习,所以放疗师可以通过玩耍的方式来指导治疗的过程。幼儿也害怕被"遗弃",所以可以用家里的玩具来让这些患者在治疗过程中感到更加轻松。

8. B。良好的患者教育可以使患者和放射治疗师都受益。患者教育(在法律上和伦理上)是有必要的,因为患者教育还可以使患者感觉更加可控,治疗的有效性、必要性和结果更好。患者教育的方法包括一对一的解释、分组教学、讨论/支持小组、示范(如皮肤护理)、角色扮演、程序化学习、计算机化学习包、书面材料、视频和互联网向导。

9. C。放射治疗师应向患者提供的其他信息有:定位、辅助固定工具、技术和重要性,以及将要使用的设备,关于他们治疗过程中即将所听、所看、所感、所闻的舒适问题;患者监控过程,必要的后续护理,以及可能发生的副作用。

10. C。正常腋温为 97.6 ℉,正常口腔温度为 98.6 ℉。

11. B。呼吸频率的正常范围是每分钟 15~20 次。

12. B。正常脉率为每分钟 60~90 次。

13. C。用血压计测量血压。

14. B。血压的测量用收缩压(左心室收缩)/ 舒张压(左心室舒张)表示,以 mmHg 为单位,测量值正常范围为 90~120 mmHg / 50~70 mmHg。

15. C。如果持续时间不超过 6 个月,为急性副作用,如果在治疗 6 个月以后发生,则认为是晚期副作用。

16. D。射线会对照射范围内的正常组织产生影响,其严重性取决于治疗部位、剂量、体积和患者的一般状况。

17. C。腹泻是一种特殊的副作用。

18. B。Ⅰ度皮肤反应为红斑(炎症),发生在 2000~4000 cGy,Ⅱ度皮肤反应为干性脱皮,发生在 4000~6000 cGy,Ⅲ度皮肤反应是湿性脱皮,Ⅳ度皮肤反应是溃烂和坏死。放射性皮肤反应可归因于表皮基底层的损伤,红斑形成是愈合过程中血流量增加,或与皮脂腺损伤有关。

19. A。晚期或慢性皮肤反应包括纤维化、萎缩、坏死、淋巴水肿和毛细血管扩张。

20. A 和 B。对于皮肤反应的处理方法,医师通常有自己的偏好。但是,一般的皮肤护理措施适用于所有阶段的皮肤反应,包括用中性肥皂进行温和的清洁、避免风吹日晒,以及避免热、冷、含氯水、香水、化妆品、胶带和有皮肤刺激性的织物,并且在治疗后使用不含乙醇的保湿霜。对于Ⅱ度和Ⅲ度反应,患者应尽量将皮肤暴露于空气中,对于湿性脱皮的患者应局部使用类固醇或其他敷料。

21. C。放疗患者常常感到乏力,这是由于身体的能量用来修复辐射损伤、贫血、营养不良和癌症本身,患者应通过保证足够的休息、适度的活动、摄取大量的水分以及轻中度的活动或锻炼来改善乏力的情况。

22. B。厌食或食欲缺乏可能由于乏力或血液中废物增加引起。厌食的处理应包括定期对患者进行称重、指导患者增加热量和蛋白质的摄入、少食多餐及休息。

23. B。治疗区域出现脱发是由于头发毛囊破坏,可能在治疗后的 2~3 周开始出现,除了脱发,患者的皮肤或头皮也可能出现疼痛,15~30 Gy 范围内脱发是暂时的,但在 32~48 Gy 之间可能变成永久性脱发。脱发的处理包括温和清洗或理发,也可以提前准备好假发,避免烫发和使用造型工具。

24. C。症状和体征包括咳嗽、呼吸困难、发热和虚弱,可以通过 X 线进行诊断,这种副反应是由于辐射导致的肺组织损伤,特别是肺泡损伤。治疗措施包括休息、药物、吸氧和使用加湿器。

25. B。当射线照射范围包括食管、胃或上腹部的其他部分时,在1000~2000 cGy 的剂量范围内可发生恶心、呕吐,这种副作用是由胃上皮细胞的破坏引起的,但也可能由于辐射或癌症本身刺激大脑呕吐中枢引起。

26. D。治疗措施还可包括止吐药物,比如氯甲哌丙嗪或昂丹司琼。此外,患者应避免在治疗前后 1~2 小时进食。

27. A。腹泻,以频繁的水样便及腹部绞痛为特征,发生在 2000~5000 cGy 的剂量范围内。

28. A。少渣饮食的食物可包括白面包、煮熟的水果和蔬菜、低脂乳制品和优质蛋白。

29. A。骨髓抑制导致血小板减少症(血小板减少)可导致出血和贫血(红细胞减少);白细胞减少症(白细胞减少)可导致感染。

30. A。正常血液学指标见表 8.1。

31. C。恶病质导致水电失衡,以体重、肌肉和脂肪减少以及组织消耗和生活质量下降为特征。

32. C。口腔改变发生在 1000~4000 cGy 剂量间,当剂量达到 4000 cGy 后这种作用是永久性的。口干症是由于唾液腺受损引起的,患者可以通过使用毛果芸香碱片刺激唾液分泌来缓解症状。其他副作用包括上皮组织损伤引起的黏膜炎和真菌感染(念珠菌属或鹅口疮),或者对分布于舌的味

表 8.1　正常血液学指标

红细胞计数	$(4.8~5.4) \times 10^6/mm^3$
血红蛋白	女性:12~15 g/100 mL;男性:14~16.5 g/100 mL
血细胞比容	女性:38%~46%;男性:40%~54%
白细胞计数	5000~10 000/mm³ 1. 中性粒细胞:60%~70% 2. 淋巴细胞:20%~25% 3. 单核细胞:3%~8% 4. 嗜酸性粒细胞:2%~4% 5. 嗜碱性粒细胞:0.5%~1%
血小板计数	250 000~400 000/mm³

蕾、软腭和咽部的损伤。

33. B。例如制霉菌素。

34. B。消瘦是描述热量不足型营养不良的术语,而蛋白质缺乏综合征描述的是蛋白质不足型营养不良。

35. B。卡氏评分或 KPS 可用于评估疼痛或疾病对患者生活的影响程度。KPS 为 100 分表明患者能正常生活,不需要任何帮助,KPS 为 50 分表明患者需要频繁的治疗,而 KPS 为 30 分则表明患者需要住院治疗。

36. A。临终关怀适用于预期寿命小于 6 个月的患者。那些符合条件的患者在接受临终关怀期间的所有护理费用由临终关怀医疗福利支付。

37. B。溶解性损伤对骨骼具有破坏性,使骨骼容易发生病理性骨折。

38. C。你应该走在患者的身边,并准备好在患者的患侧帮助他们。如果患者昏倒或跌倒,应该把他们轻轻地放在地面上,而不应勉强地抓住或抱住患者。

39. B。对于可以站立的患者,将你的脚放在患者脚之间,然后用步态训练帮助带帮助起身和转身。另外霍耶升降机,可承载一到三人的消防升降机也可以用于不能站立的患者。

40. A。滑板对于那些不能翻身的患者有用,并且不会导致损伤,但至少需要两个人(最好是 3~4 人)来转移患者。如果患者不能翻身,就要用薄板升降机来转移患者,在这种情况下就需要 4~6 个升降器,每侧两个,头和脚部各 1 个,或者每侧 3 个。

41. B。输液导管和泵用于化疗药或其他药物的静脉输送,中心导管(PICC 导管、静脉导管、输液港)用于需要长期静脉输液者,输液袋应置于输液点上方 3 英尺(1 英尺约 0.3 m)处,输液管道应保持完好,不能被夹住或扭弯,放射治疗师应密切观察静脉输液部位是否发生渗出(肿胀、变硬、疼痛、寒冷)和血栓性静脉炎(发红、发热、压痛)。

42. C。胸管用于胸腔的排气或排液,使肺复张。管子必须保持完好,不能被夹住或扭弯。胸腔引流袋必须放在胸部下方,并且必须保持直立以防回流。

43. A。通过胃造瘘可以直接将营养送到胃中,胃管也可用来提供营养。

44. D。放射治疗师应将导管和袋子置于患者的膀胱下方以防回流,尿液回流可能导致感染。

45. A。患者在注射造影剂后也会发生口腔中有金属味道,这种反应可能立即发生或延迟发生,因此监测患者至关重要。

46. B,D 和 E。轻度过敏反应为寒战、咳嗽、头晕、头痛、恶心和轻度呕吐。中度过敏反应可能会导致诸如荨麻疹、支气管痉挛、严重呕吐、高血压或低血压以及脉搏的变化。严重的过敏反应会产生吞咽困难、咽喉压迫、晕厥、哮喘、抽搐、心搏骤停、过敏性休克甚至呼之不应。

47. B。抗组胺药用于中度过敏反应。如果出现严重的过敏反应,放射治疗师应有一辆备有肾上腺素的急救车,并准备好进行心肺复苏。

48. C。如果患者失去呼吸或脉搏,需启动急救系统、心肺复苏的 CAB 模式(建立循环,开放气道,人工呼吸)。目前美国心脏协会指南建议为: 30 次胸外按压后,接着两次人工呼吸。应设置自动体外除颤仪并尽快使用。

49. B。哈姆立克急救法可用于有意识的患者。具体做法是:双臂从患者背后环抱住患者,一只手握拳放在患者剑突顶端下方,另一只手握住拳头,快速上下按压以对患者肺部施压,必要时重复以上动作。腹部冲击应该用于无意识的受害者。具体做法是:自己面对患者跨坐在其下腹部,一只手的掌跟放在患者剑突下,另一只手握住,用掌跟向前向后推三次,检查有无异物从患者口中排出,必要时重复以上动作。

50. A,B 和 D。其他症状和体征包括行走困难、头晕、失去平衡或协调,或突发性严重头痛。

51. C。癫痫可由肿瘤、中风、低血糖、缺氧、药物或疾病引起。患者在癫痫发作期间经历了肌肉抽筋、意识丧失和尿失禁。护理措施包括:呼吸道的维护(不要在患者的嘴里放任何东西),保护患者免受伤害(例如从桌子上掉下来),协助患者翻身以防呕吐。

52. A。高血糖或血液中糖分的增加在 1 型糖尿病患者中很常见。其他症状和体征包括恶心、腹痛、脉搏微弱、皮肤温暖和潮红。2 型糖尿病患者常见低血糖或血糖下降。症状和体征包括突发眩晕、头痛、协调不力、敌对行为、晕厥、癫痫发作、心动过速、饥饿,皮肤是苍白、湿冷的。

53. B。患者需要一个带负压气流的房间(将空气从走廊吸入室内,排放到室外,不能循环使用)。此外,还应佩戴 N95 面罩。

54. A。院内感染是指在医疗机构中获得的感染。

55. C。洗手是减少感染的首选方法。

56. D。以阻断传播为基础的个人保护器材包括手套、隔离衣和防护眼镜。

57. A。这是最常见的院内(医院获得性)感染的传播方式。

推荐读物

Bass LH, Anderson SL. Infection control in radiation oncology facilities. In: Washington CM, Leaver D, editors. Principles and practice of radiation therapy. 3rd ed. St. Louis, MO: Mosby Elsevier; 2010. p. 190–225.

Brant JM. Pain. In: Yarbro CH, Wujcik D, Gabel BH, editors. Cancer symptom management. 4th ed. Burlington, MA: Jones & Bartlett Learning; 2014. p. 69–92.

Callaghan M, Cooper A. Alopecia. In: Yarbro CH, Wujcik D, Gabel BH, editors. Cancer symptom management. 4th ed. Burlington, MA: Jones & Bartlett Learning; 2014. p. 495–506.

Coleman AM. Treatment procedures. In: Washington CM, Leaver D, editors. Principles and practice of radiation therapy. 3rd ed. St. Louis, MO: Mosby Elsevier; 2010. p. 158–79.

Cunningham RS. The cancer cachexia syndrome. In: Yarbro CH, Wujcik D, Gabel BH, editors. Cancer symptom management. 4th ed. Burlington, MA: Jones & Bartlett Learning; 2014. p. 351–84.

Dutton AG, Linn-Watson T, Torres LS. Torres' patient care in imaging technology. 8th ed. Baltimore, MD: Walters Kluwer Health; 2013.

Eatmon S. Cancer: an overview. In: Washington CM, Leaver D, editors. Principles and practice of radiation therapy. 3rd ed. St. Louis, MO: Mosby Elsevier; 2010. p. 3–21.

Krebs LU. Altered body image and sexual health. In: Yarbro CH, Wujcik D, Gabel BH, editors. Cancer symptom management. 4th ed. Burlington, MA: Jones & Bartlett Learning; 2014. p. 507–40.

Leaver D. Detection and diagnosis. In: Washington CM, Leaver D, editors. Principles and practice of radiation therapy. 3rd ed. St. Louis, MO: Mosby Elsevier; 2010. p. 86–102.

Maihoff SE, Dungey G. Patient assessment. In: Washington CM, Leaver D, editors. Principles and practice of radiation therapy. 3rd ed. St. Louis, MO: Mosby Elsevier; 2010. p. 226–46.

Mitchell SA. Cancer-related fatigue. In: Yarbro CH, Wujcik D, Gabel BH, editors. Cancer symptom management. 4th ed. Burlington, MA: Jones & Bartlett Learning; 2014. p. 27–44.

Morse L. Skin and nail bed changes. In: Yarbro CH, Wujcik D, Gabel BH, editors. Cancer symptom management. 4th ed. Burlington, MA: Jones & Bartlett Learning; 2014. p. 587–616.

Muehlbauer PM, Lopez RC. Diarrhea. In: Yarbro CH, Wujcik D, Gabel BH, editors. Cancer symptom management. 4th ed. Burlington, MA: Jones & Bartlett Learning; 2014. p. 185–212.

Tipton J. Nausea and vomiting. In: Yarbro CH, Wujcik D, Gabel BH, editors. Cancer symptom management. 4th ed. Burlington, MA: Jones & Bartlett Learning; 2014. p. 213–40.

Wilson B. Patient interactions. In: Adler A, Carlton R, editors. Radiologic sciences and patient care. 4th ed. St. Louis, MO: Saunders Elsevier; 2005. p. 141–56.

Wilson BG. The ethics and legal considerations of cancer management. In: Washington CM, Leaver D, editors. Principles and practice of radiation therapy. 3rd ed. St. Louis, MO: Mosby Elsevier; 2010. p. 22–43.

Yarbro CH, Berry DL. Bladder disturbances. In: Yarbro CH, Wujcik D, Gabel BH, editors. Cancer symptom management. 4th ed. Burlington, MA: Jones & Bartlett Learning; 2014. p. 265–84.

第 9 章

放疗相关专业知识

问题

1. 放射肿瘤科医师需在何时签署放疗处方?

    A. 模拟定位之前　　　　　　　　B. 第一次放疗前

    C. 第五次放疗前　　　　　　　　D. 患者放疗过程中的任意时间

2. 以下哪项内容无需写入放疗处方?

    A. 治疗部位　　　　　　　　　　B. 放疗总剂量

    C. 放疗技术相关信息　　　　　　D. 射野角度

3. 以下哪些方法可用于患者身份识别(选择所有正确的答案)?

    A. 患者身份腕带　　　　　　　　B. 要求患者拼写姓氏

    C. 呼叫患者名字　　　　　　　　D. 患者身份识别卡或条形码

4. 使用纸质表单记录放射治疗时,放射治疗师应做到____。

    A. 使用墨水记录放疗信息

    B. 使用修正液(带)涂改错误记录

    C. 签署自己名字,同时签上同事名字

    D. 以上所有选项都正确

5. 以下哪种情况不符合放射治疗意外事故的定义?

    A. 总剂量与处方总剂量相差 5%

    B. 分次剂量超过处方分次剂量的 50%

    C. 总剂量与处方总剂量相差 30%

    D. 上述所有情形都被认为是放射治疗意外事故

6. 如果发现放射治疗意外事故,必须在多长时间内口头通知 NRC 或 NRC 指定人员?

　　A. 事故发生后 24 小时内　　　　B. 发现事故后 24 小时内

　　C. 事故发生后 15 个工作日内　　D. 发现事故后 15 个工作日内

7. ICD 代码用于描述____。

　　A. 患者的人口统计　　　　　　　B. 医务人员的人口统计

　　C. 患者的诊断　　　　　　　　　D. 患者的转归

8. 关于当代操作术语代码(CPT),以下哪项描述不正确?

　　A. 由美国医学会出版

　　B. 编码系统用于描述内科医师或其他人员完成的操作

　　C. 由五个字母组成

　　D. 代码每年进行更新

9. 在患者了解治疗相关的风险、获益、治疗结果和替代方案之后,患者签字表明同意接受治疗的过程被称为____。

　　A. 默示同意　　　　　　　　　　B. 知情同意

　　C. 口头同意　　　　　　　　　　D. 书面同意

10. 取得患者知情同意,是谁的责任?

　　A. 医师　　　　　　　　　　　　B. 护士

　　C. 放射治疗师　　　　　　　　　D. 药物剂量员

11. 以下谁有同意权?

　　A. ≥ 18 岁　　　　　　　　　　 B. 独立生活的未成年人

　　C. 接受治疗的患儿父母　　　　　D. 以上所有选项

12. 放射治疗师玛丽在模拟定位预约表上看到了她邻居的名字。在工作之余,玛丽向邻居询问她的预约。这违法了患者的____。

　　A. 保密权　　　　　　　　　　　B. 隐私权

　　C. 病患护理　　　　　　　　　　D. 行为守则

13. 以下哪项特殊情况不能保证保密的权利?

　　A. 国家法律另有规定时

　　B. 当患者的生命处于危险之中,或者对另一个人具有道德义务时

　　C. A 和 B 都正确

　　D. 医师在任何情况下都要保证患者保密的权利

14. 患者的隐私权可以通过以下哪种方法得到保护？
　　A. 尽量减少患者身体暴露　　　B. 允许患者穿长袍或罩衣
　　C. 患者穿脱衣物时暂时回避　　D. 以上选项均正确

15. 对预计存活期不到半年的患者，采取的终末期护理或者支持性治疗被称为____。
　　A. 姑息治疗　　　　　　　　　B. 临终关怀
　　C. 不施行心肺复苏（DNR）指令　D. 生前遗嘱

16. 人身伤害法属于____。
　　A. 侵权法　　　　　　　　　　B. 刑法
　　C. 合同法　　　　　　　　　　D. 行政法

17. 未经医师的指示对患者进行人身限制属于____。
　　A. 书面诽谤　　　　　　　　　B. 人身侵害
　　C. 非法拘禁　　　　　　　　　D. 口头诽谤

18. 给予低于标准护理水平的护理服务被称为____。
　　A. 暴力威胁　　　　　　　　　B. 疏忽行为
　　C. 雇主责任原则　　　　　　　D. 事实自证

19. 关于 ARRT 道德标准，下列选项不正确的是____。
　　A. 旨在患者的保护、安全、舒适
　　B. 注册放射技师和放射治疗师必须遵守
　　C. 不适用于申请 ARRT 证书的放射技师和放射治疗师
　　D. 旨在提高行业内的道德水平

20. 在每次日常治疗之前，必须联合几种方法确保患者识别？
　　A.1　　　　　　　　　　　　　B.2
　　C.3　　　　　　　　　　　　　D.4

21. 放射肿瘤科的哪些人员需要进行 HIPAA 培训？
　　A. 医师、护士和放射治疗师
　　B. 所有可能接触保密信息的人员
　　C. 医师、护士、放射治疗师、物理师
　　D. 护士、放射治疗师、医学物理师、前台工作人员

答案及解析

1. B。放射治疗处方是为放射治疗所制订的。放射治疗处方必须在实施放射治疗之前由放射肿瘤科医师进行签署(签名和日期),无一例外。

2. D。处方中必须包括以下内容:治疗部位、放疗总剂量、分次方式和计划进度表,以及治疗技术(照射野的数量和方向)。放射处方中常见的其他项目有射束能量、射束大小和入射角度,以及射束调制器。

3. A,C和D。治疗记录必须包含一张用于面目识别的患者照片。在进行治疗前,每天必须使用两种患者识别方法来确认患者的身份。识别方法包括:患者所提供的身份识别卡、条形码系统(需要患者身份识别卡和电子记录系统/患者管理系统)、患者腕带,以及要求患者陈述其出生日期或拼写其姓氏。

4. A。患者记录中的每项录入条目必须有录入者的签名。纸质记录中的每项录入条目必须用墨水进行记录。签名必须清楚,以便能够清楚地显示参与患者护理的人员。在电子记录中,使用唯一的用户名和密码进行电子签名。当需修改纸质记录中的错误时,应采取以下步骤:

- 用单线划掉错误的条目。
- 对修改内容进行大写,盖上时间戳并标明日期。
- 记录正确的信息。
- 切勿使用修正液擦除、涂掉或遮盖需修改处。

5. A。满足以下任意一项,则构成放射治疗(外照射)医疗事件:放射总剂量与所规定的总剂量相差20%或更多;放射分次剂量超过所规定剂量的(或单次)50%或更多;实施放射治疗患者错误;采用错误的治疗模式给予剂量照射。

6. B。应在发现医疗事件后的一日内通过电话通知NRC。应在发现事件后15天内提供书面报告。

7. C。国际疾病分类(ICD)提供了特定的代码来描述疾病诊断医学服务和治疗。代码由数字和字母构成,对应特定的疾病、伤害和操作。CMS和私人第三方付款人要求在每份报销凭证中应包含该代码。编码可以对患者的特定信息进行保密。

8. C。代码由五个数字组成。它们分为技术和专业类别。

9. B。知情同意是指在基于充分告知所有治疗相关细节(包括但不限于风险、获益、可能的结果和替代选择方案)的情况下,个人通过同意或拒绝治疗而参与本人的医疗决策的过程。

10. A。获得患者的知情同意权是医师的责任。

11. D。患者必须具备同意权的法律能力。具备法律能力定义为:18岁或以上且法律上认为具备相应能力、无民事行为能力成年人的法定监护人、独立生活的未成年人(由法院裁定)、儿童的父母或法定监护人,或由法院裁决负有法定义务的个人。

12. A。患者的医疗和个人信息必须严格保密,只有参与患者护理的人员才能获取患者信息。不得在工作场所之外与他人分享患者信息。

13. C。当国家法律另有规定,或当患者的生命垂危,或者对另一个人具有道德义务时,不能保证其保密性。以上必须在紧急情况实行。

14. D。为了保护患者的隐私,放射治疗师应尽可能多地遮挡患者,设置私人区域以便更衣和(或)脱衣,并且在患者等待治疗时提供罩衣以覆盖患者。

15. B。姑息治疗能缓解患者的症状和(或)疼痛,目的在于改善患者及其家人的生活质量。临终关怀为对预期寿命少于6个月的患者提供姑息和支持性护理,这可以在患者家中或临终关怀中心实施。不实施心肺复苏(DNR)是一项具有法律意义的指令,即当患者的心脏停止跳动或患者停止呼吸时,不接受心肺复苏术(CPR)或高级心脏生命支持。该项请求由患者或医疗委托代理人提出。生前遗嘱是一份文件,指明在患者无法为自己做出医疗决定时,患者希望如何向他/她提供医疗护理。

16. A。民法规定非刑事犯罪行为。侵权法是人身伤害法,属于民法的一种。

17. C。非法拘禁是指未经适当授权的故意监禁,例如违背患者的意志对其进行限制。书面诽谤是对他人的书面诋毁,而口头诽谤是对他人的口头诋毁。人身侵害是指在未经患者同意的情况下接触患者。

18. B。暴力威胁是进行侵犯性身体接触的威胁。雇主责任原则规定雇主对雇员在其履行工作职责时的疏忽行为负责。事实自证源自拉丁语,其本意是"事实本身说明问题",意味着实践标准作为人们应该或不应该做什么的依据。

19. C。ARRT 道德标准为判断行为是否合格提供指导，并且促进了行业内的道德行为。这些标准适用于拥有 ARRT 证书的人员，以及申请 ARRT 证书的人员。它们包括道德准则和道德规范。道德准则作为专业行为指南，旨在帮助维持高水平的道德行为，以及旨在患者的保护、安全、舒适。道德规范概述了所有证书持有人和申请人最低可接受职业行为的强制性标准。

20. B。每天必须通过两种方法对治疗患者进行身份鉴别。包括要求患者拼写自己的姓氏以及提供他们的出生日期、住院腕带和面部照片。

21. B。任何有权获取患者信息的人员必须接受年度 HIPAA 培训，以保持其合规性。

推荐读物

American Medical Association. 2013 Current procedural terminology—professional edition. 2012.

ARRT standard of ethics. The American Registry of Radiologic Technologists.2013. https://www.arrt.org/pdfs/Governing-Documents/Standards-of-Ethics.pdf. Accessed 15 Feb 2013.

Chapter DHS 157. Wisconsin Legislative, Documents. https://docs.legis.wisconsin.gov/code/admin_code/dhs/157/VIII/83.

Coleman AM. Treatment procedures. In: Washington CM, Leaver D, editors. Principles and practice of radiation therapy. 3rd ed. St. Louis: Mosby Elsevier; 2010. p. 158–79.

Wilson B. The ethics and legal considerations of cancer management. In: Washington CM, Leaver D, editors. Principles and practice of radiation therapy. 3rd ed. St. Louis: Mosby Elsevier; 2010. p. 22–43.

第10章

病理生理学总论

问题

1. 细胞大小、形态和结构的改变被定义为____。
   A. 肥大   B. 增生
   C. 化生   D. 发育异常

2. 瘤形成是____。
   A. 细胞体积的增大
   B. 良性或恶性细胞异常地快速生长
   C. 细胞体积和功能的减少
   D. 组织中细胞数目的变化

3. 以下哪一项不是炎症反应的表现?
   A. 组织变凉   B. 水肿
   C. 痛   D. 功能丢失

4. 组织间隙内因过量血管外液体潴留而引起的肿胀被称为____。
   A. 脓毒症   B. 水肿
   C. 血肿   D. 外渗

5. 血凝块随着血液流动经过血管并阻塞血管管腔被称为____。
   A. 血栓   B. 栓塞
   C. 梗死   D. 以上均正确

6. 血小板减少症意味着哪类细胞数量的减少?
   A. 血小板
   B. 血液的有形成分(红细胞、白细胞和血小板)

  C. 白细胞

  D. 红细胞

7. 以下哪一项不是高血压的危险因素？

  A. 高龄　　　　　　　　　　B. 吸烟

  C. 高纤维饮食　　　　　　　D. 家族史

8. 血肿位于____之间被称为硬脑膜外血肿。

  A. 颅骨和硬脑膜　　　　　　B. 硬脑膜和蛛网膜

  C. 蛛网膜和软脑膜　　　　　D. 软脑膜和大脑

9. 中枢神经系统的哪种疾病以神经元进行性脱髓鞘病变和神经周围空斑形成为特征？

  A. 多发性硬化症　　　　　　B. 阿尔茨海默病

  C. 精神分裂症　　　　　　　D. 脑膜炎

10. 眼睛白内障是指____。

  A. 眼内压升高　　　　　　　B. 眼晶状体混浊

  C. 中心视野受损　　　　　　D. 结膜炎

11. 眼内压升高导致的眼部疾病被称为____。

  A. 白内障　　　　　　　　　B. 青光眼

  C. 黄斑变性　　　　　　　　D. 视网膜脱落

12. 中耳感染的医学术语称为什么？

  A. 老年性耳聋　　　　　　　B. 中耳炎

  C. 听力性耳炎　　　　　　　D. 老年性耳炎

13. 以下哪一项不是甲状腺功能亢进症的表现或症状？

  A. 新陈代谢亢进　　　　　　B. 眼球凸出

  C. 血压降低　　　　　　　　D. 焦虑

14. 以下关于甲状腺功能减退症的描述中，哪一项是正确的？

  A. 患者出现体重增加　　　　B. 男性更常见

  C. 既往有放射性碘治疗病史　D. 由过多的甲状腺激素引起

15. 用于描述男性乳房因乳腺增生而增大的专业术语是什么？

  A. 纤维囊性乳腺病　　　　　B. 纤维腺瘤

  C. 男性乳腺发育症　　　　　D. 乳腺癌

16. 最常见的乳房良性肿瘤是____。

  A. 纤维囊性乳腺病   B. 乳腺导管内原位癌

  C. 纤维腺瘤   D. 男性乳腺发育症

17. 气体进入胸膜腔称为____。

  A. 肺不张   B. 气胸

  C. 胸腔积液   D. 肺炎

18. 导致胸膜腔积液增多的疾病名称是什么?

  A. 胸膜炎   B. 胸腔积液

  C. 肺栓塞   D. 气胸

19. 下列哪项疾病有肺组织炎症合并肺实变表现?

  A. 肺脓肿   B. 成人呼吸窘迫综合征

  C. 肺尘埃沉着病   D. 肺炎

20. 哪种疾病以胃内容物反流到食管为特征?

  A. 胃食管反流病(GERD)   B. Barrett 食管

  C. 消化性溃疡   D. 克罗恩病

21. 以下关于 1 型糖尿病的说法,哪一项是不正确的?

  A. 较常见于儿童

  B. 胰腺不再分泌胰岛素

  C. 能通过调整饮食和运动治疗进行管理

  D. 发病迅速

22. "向心性肥胖、满月脸、水牛背、高血压"是哪种内分泌疾病的临床表现和症状?

  A. 艾迪生病   B. 库欣综合征

  C. 肢端肥大症   D. 胰腺炎

23. 哪种类型的肝炎是通过污染的食物和水进行传播的?

  A. 甲型肝炎   B. 乙型肝炎

  C. 丙型肝炎   D. 以上均是

24. 以下关于黄疸的说法,哪一项是不正确的?

  A. 导致皮肤和巩膜发黄   B. 由于红细胞破坏增多引起

  C. 由于胆汁循环障碍引起   D. 在新生儿中较少见

25. 肾脏泌尿道感染称为____。

    A. 肾结石　　　　　　　　　　　B. 肾盂肾炎

    C. 膀胱炎　　　　　　　　　　　D. 尿道炎

26. 哪种男性生殖系统疾病会导致夜尿、多尿和排尿无力?

    A. 隐睾症　　　　　　　　　　　B. 包茎

    C. 良性前列腺增生　　　　　　　D. 以上均是

27. 位于子宫体以外的子宫内膜组织,其像月经周期一样发生周期性增生和脱落,被称为____。

    A. 子宫平滑肌瘤　　　　　　　　B. 子宫内膜异位症

    C. 卵巢囊肿　　　　　　　　　　D. 多囊卵巢综合征

28. 多囊卵巢综合征的临床表现和症状是____。

    A. 闭经　　　　　　　　　　　　B. 腹水

    C. 阴道溢液　　　　　　　　　　D. 多尿

29. 骨质疏松症的危险因素不包括以下选项中的____。

    A. 绝经较晚　　　　　　　　　　B. 家族史

    C. 身材矮小　　　　　　　　　　D. 吸烟

30. 最常见的关节病是____。

    A. 骨关节炎　　　　　　　　　　B. 类风湿关节炎

    C. 动脉粥样硬化　　　　　　　　D. 骨质疏松症

31. 风疹块的医学术语是____。

    A. 皮炎　　　　　　　　　　　　B. 荨麻疹

    C. 银屑病　　　　　　　　　　　D. 硬皮病

32. 关于真菌感染,以下说法正确的是(选择所有正确的答案)____。

    A. 发生在皮肤皱襞处　　　　　　B. 引起瘙痒

    C. 通过抗生素治疗

33. 以下哪种皮肤炎性病变表现为细胞的快速增殖?

    A. 硬皮病　　　　　　　　　　　B. 银屑病

    C. 湿疹　　　　　　　　　　　　D. 扁平苔藓

答案及解析

1. D。肥大是细胞体积的增大和功能的活跃。增生是组织或器官内细胞数量的增多。化生是由一种细胞转化为另一种细胞类型。发育异常是细胞大小、形态和结构的改变。

2. B。肥大是细胞体积和功能的增加。萎缩是细胞体积和功能的降低。瘤形成是细胞大小、形态和结构的改变。

3. A。炎症是活体组织对于损伤因子所发生的非特异性的防御反应,从而使损伤的组织得以修复。炎症的五种表现包括红、肿、热、痛和功能障碍。

4. B。

5. B。血管腔内的血凝块附着在血管壁上称之为血栓。栓塞是指血凝块没有附着在血管壁上的,随着血液的流动,有可能阻塞血管管腔。梗死可发生在任何血管并导致局部组织缺血性坏死,它是由于血凝块阻塞血管引起的。

6. A。全血细胞减少症是指血液中的有形成分(红细胞、白细胞、血小板)数量的减少,而血小板减少症指的是血小板数量的减少。

7. C。高血压或缓慢长期血压升高(≥ 140/90 mmHg)的发生风险与以下因素有关:年龄升高、家族史、遗传因素、肥胖、糖尿病、吸烟和酗酒。高血压会引起肾功能受损、中风、动脉瘤、充血性心力衰竭和动脉粥样硬化。

8. A。颅内出血分为四种类型。硬脑膜外血肿发生在颅骨和硬脑膜之间,必须立即进行有效治疗以避免发生昏迷甚至死亡。硬脑膜下血肿位于蛛网膜和硬脑膜之间,大多是由于脑外伤导致静脉血管损伤出血引起,仅需要少许治疗或无需特殊治疗。蛛网膜下腔血肿发生在蛛网膜和大脑表层之间,常由颅内先天性动脉瘤破裂或外伤所致。最后,脑内血肿的发生归因于外伤导致的脑内血管破裂,脑内出血。它可由高血压导致,也可由血管阻塞后凝血异常导致,它可引起中风。

9. A。多发性硬化症(MS)是神经元的进行性脱髓鞘病变,伴随神经周围空斑形成。MS 好发于寒冷气候和女性,反复发作和缓解交替,表现为进行性运动和感觉功能丧失。阿尔茨海默病是痴呆最常见的病因,表现为广泛性脑萎缩、大脑斑块和神经元纤维缠结。精神分裂症是以精神症状为基础的功能损害,主要表现涉及感知觉、思维和行为等多方面障碍。脑膜炎是大脑和脊髓的炎症性改变,常由细菌或病毒感染引起,脑脊液(CSF)呈脓样,临床症状和表现包括发热、头痛、嗜睡、颈部僵硬、神志模糊和烦躁。

10. B。

11. B。青光眼是指眼内压升高导致的视神经受损甚至失明。黄斑变性导致中心视野受损,而周边视力正常。结膜炎,又称红眼病,是由于病毒、细菌或过敏原所致的眼结膜的炎症反应。

12. B。老年性耳聋是与年龄相关的听力丧失,而中耳炎是指细菌或病毒所致的中耳的感染,从而造成了耳痛和耳内闷胀感,通常使用抗生素治疗。

13. C。甲状腺功能亢进症常见于女性,由甲状腺激素分泌过多引起,临床症状和体征包括新陈代谢亢进所致的消瘦、多汗怕热、食欲亢进,心率、血压升高,焦虑、女性月经稀少和眼球凸出。可以通过放射性碘进行治疗。

14. A。甲状腺功能减退症也常见于女性,由甲状腺激素不足引起,临床症状和体征包括新陈代谢降低、乏力、精神难以集中、畏寒、心率减慢、体重增加和便秘。主要通过口服甲状腺素治疗。

15. C。

16. C。乳腺纤维囊性病是由乳腺导管末端高度扩张形成的囊肿,从而导致纤维组织增生,可出现疼痛。纤维腺瘤是最常见的乳腺良性肿瘤,多为圆形,活动度大,富有弹性。

17. B。

18. B。

19. D。肺不张是指因阻塞或压迫所致的肺塌陷。气胸是气体进入胸膜腔。肺炎指肺组织炎症。COPD(慢性阻塞性肺疾病)是另一种常见的肺部疾病,是慢性支气管炎和(或)肺气肿引起的慢性气道阻塞性疾病的统称。慢性支气管炎常常是由于吸烟所致的肺细支气管的永久性损伤。而肺气肿则是因肺泡壁受损而引起的气体交换受限、肺过度膨胀和桶状胸。

20. A。胃食管反流病(GERD)是指胃内容物通过食管下段括约肌(LES)反流入食管,可引起疼痛和胃灼热等不适。慢性胃食管反流病时食管下段黏膜的鳞状上皮细胞被胃黏膜柱状上皮细胞所取代,称之为 Barrett 食管。消化性溃疡或胃溃疡是胃黏膜被自身分泌的胃液消化而形成的。克罗恩病是累及肠壁全层的炎症性病变,病变处肠黏膜高度水肿和纤维化,从而导致肠腔狭窄,可引起肠梗阻、吸收不良、营养障碍和患肠癌风险。

21. C。1型糖尿病由自身抗体导致,好发于儿童和青少年,使得胰腺分泌胰岛素减少甚至不分泌胰岛素。1型糖尿病起病较急,症状较明显,患者需要通过口服或静脉注射胰岛素治疗。2型糖尿病由胰岛素抵抗和胰岛素不足引起,好发于肥胖的成年人。有些2型糖尿病患者能通过调整饮食和运动控制病情,有些则需要通过降糖药物和胰岛素治疗。

22. B。艾迪生病是由于肾上腺萎缩所致的肾上腺皮质功能减退症,常因长期使用或突然撤退口服类固醇引起。临床表现和症状包括乏力、低血压、低血糖、体重下降和全身皮肤色素沉着。库欣综合征可由垂体瘤引起(又称库欣病),也可由分泌的ACTH(促肾上腺皮质激素)或类固醇的小细胞肺癌引起。临床表现和症状包括向心性肥胖、满月脸(脸圆)、水牛背(背部脂肪甚厚)、皮肤薄,腹部、大腿和手臂出现紫纹(皮肤条纹),常有不同程度的情绪变化,失眠、性欲减退、高血压和骨质疏松。

23. A。甲型肝炎主要通过粪–口途径传播,可因不适当的洗手方式或污染的食物和水传染引起,常无明显临床症状或仅引起类似感冒的症状,呈自限性。乙型肝炎和丙型肝炎则主要通过体液传播。

24. D。黄疸是由于循环中红细胞的破坏产物——胆红素的升高,从而导致皮肤、巩膜发黄。黄疸在新生儿中较常见,也可因肝脏疾病、转移性肝癌或胆汁循环障碍引起。

25. B。肾结石是由于血钙水平升高而在肾脏形成的含钙离子结石,泌尿系统感染能发生在泌尿道的任何部位。肾脏感染称为肾盂肾炎,膀胱感染称为膀胱炎,而尿道感染称为尿道炎。

26. C。隐睾症,又称睾丸未降,出生就可发现,一岁内有可能自行下降否则需要手术治疗。隐睾症会导致不育和睾丸肿瘤的高风险性。包茎,指包皮口狭小,不能上翻露出阴茎,可能是先天的也可能是感染或炎症所致。良性前列腺增生(BPH)是由于前列腺增大而引起的尿流出道梗阻,从而导致夜尿、多尿、排尿无力、断续、尿滴沥。BPH可以通过药物或手术治疗。

27. C。

28. A。子宫内膜异位症的临床表现和症状包括痛经、性交痛(性交困难)和输卵管损伤。子宫肌瘤是子宫肌层的良性肿瘤,多数患者无症状,肌瘤大到一定程度会引起疼痛,压迫膀胱和直肠,并导致月经量增多。卵巢囊

肿是引起盆腔疼痛最常见的原因,通常无需治疗。多囊卵巢综合征
(PCOS)是指卵巢增大伴多囊样改变,该病患者卵巢功能异常,通常无(或
极少)排卵。临床表现和症状包括闭经或月经稀发,高雄性激素的临床表
现(多毛和肥胖)。PCOS 患者由于内分泌紊乱更容易患糖尿病和子宫内膜
癌。能调整正常月经周期的处方类避孕药可用于治疗 PCOS。

29. A。骨质疏松症是由于年龄增长而导致的骨密度下降,造成骨脆性
增加和骨折。危险因素包括家族史、低体重或体型矮小、绝经较早、年龄超
过 50 岁、吸烟、长期制动以及钙和维生素 D 摄入不足。骨质疏松症的并发
症包括髋部或脊椎骨折和慢性疼痛。

30. A。骨关节炎,亦称退行性关节炎,是最常见的关节病。类风湿关
节炎是以多滑膜关节炎为主要临床表现的慢性、全身性自身免疫性疾病,最
终导致手指、腕、肘、脚踝等处关节的严重畸形。

31. B。荨麻疹,俗称风疹块,是由于组胺释放引起的过敏反应。通常
使用抗组胺药物治疗,严重者可使用肾上腺素治疗。皮炎,是皮肤炎症反应
的泛称,会导致皮肤发红、肿胀和瘙痒。银屑病引起皮肤代谢速度加快,从
而导致皮肤表皮层和真皮层增厚,可使用类固醇和紫外线治疗。硬皮病是
皮下胶原增殖引起的炎症、纤维化和毛细血管减少。

32. A 和 B。真菌感染好发于温暖、黑暗、潮湿的环境,例如乳腺或腹部
下方、皮肤皱襞处、头皮、双足、腹股沟区和婴幼儿的臀部、会阴等处。真菌
感染也可引起皮肤瘙痒、脱屑,有时有烧灼感。口服或局部使用抗真菌药治
疗有效。

33. B。

推荐读物

McConnell TH. The nature of disease: pathology for the health professions. Baltimore, MD:
Lippincott, Williams, and Wilkins; 2007.

第 11 章

临床肿瘤基础知识

问题

1. 关于肿瘤流行病学,以下哪项说法是正确的?
   - A. 年龄越大,肿瘤发病风险越高
   - B. 高加索人较非裔美国人发病率高
   - C. 女性较男性发病率高
   - D. 男性和女性肿瘤发病病种一致

2. 下列哪项属于物理致癌因素?
   - A. 吸烟
   - B. 硝酸盐
   - C. 病毒
   - D. 石棉

3. 下列哪项属于医源性致癌因素?
   - A. BRCA1 基因
   - B. 从事化工生产
   - C. 既往化疗史
   - D. 高脂饮食

4. Li-Fraumeni 综合征属于哪一种致癌危险因素?
   - A. 职业暴露
   - B. 病毒因素
   - C. 遗传因素
   - D. 饮食因素

5. 发病率是指____。
   - A. 一定时期某人群某疾病的新发病例数在该人群中所占的比例
   - B. 一定时期内某人群某疾病的死亡例数在该人群中所占的比例
   - C. 从诊断到死亡的时间
   - D. 特定时期某人群某疾病的患病例数在该人群中所占的比例

6. 对____岁以上女性建议每年行一次乳腺钼靶检查。

    A. 30　　　　　　　　　　　B. 35

    C. 40　　　　　　　　　　　D. 45

7. 体征是指____。

    A. 检测结果的真阳性率　　　B. 患者陈述的主观疾病感受

    C. 检测结果的真阴性率　　　D. 医师查体发现的客观情况

8. 对 50 岁以上人群应每 ____ 年行一次肠镜检查。

    A. 2　　　　　　　　　　　B. 5

    C. 10　　　　　　　　　　　D. 15

9. 肿瘤标志物 CA 19-9 有助于诊断____。

    A. 乳腺癌　　　　　　　　　B. 结直肠癌

    C. 前列腺癌　　　　　　　　D. 卵巢癌

10. 对软组织的影像学检查,以下哪项最适合?

    A. X 线检查　　　　　　　　B. MRI

    C. 核素显像　　　　　　　　D. CT

11. 下列属于间叶组织来源恶性肿瘤的是____。

    A. 脂肪瘤　　　　　　　　　B. 腺癌

    C. 鳞状上皮细胞癌　　　　　D. 肉瘤

12. 以下哪项是良性肿瘤的特点?

    A. 外覆包膜　　　　　　　　B. 生长迅速

    C. 淋巴转移　　　　　　　　D. 对患者损害大

13. 肿瘤的病理分级中 2 级是指____。

    A. 未分化　　　　　　　　　B. 低分化

    C. 中分化　　　　　　　　　D. 高分化

14. Gleason 评分用于以下哪种恶性肿瘤?

    A. 乳腺癌　　　　　　　　　B. 前列腺癌

    C. 头颈部恶性肿瘤　　　　　D. 宫颈癌

15. 肿瘤 TNM 分期中哪项代表远处转移情况?

    A. T　　　　　　　　　　　B. N

    C. M　　　　　　　　　　　D. 以上均是

16. 淋巴瘤的分期采用以下哪项?
    A. FIGO 分期　　　　　　　　　B. Ann Arbor 分期
    C. Duke 分期　　　　　　　　　 D. Kaplan-Meier 分期

17. 关于同步治疗,以下说法正确的是_____。
    A. 初次治疗后进行　　　　　　　B. 与另一种治疗同时进行
    C. 在另一种治疗前进行　　　　　D. A 与 C 均正确

18. 以下哪项适用于囊性肿瘤活检?
    A. 细针穿刺活检　　　　　　　　B. 空心针吸活检
    C. 切除活检　　　　　　　　　　D. 楔形切取活检

19. 以下哪类患者不可行手术治疗?
    A. 肿瘤邻近心脏　　　　　　　　B. 既往体质差
    C. 颌面部肿瘤　　　　　　　　　D. 无法保证肿瘤切缘阴性

20. 以下哪种放疗给药方式浓聚效果更差?
    A. 口服给药　　　　　　　　　　B. 静脉给药
    C. 腔内注射　　　　　　　　　　D. 动脉给药

21. 阿霉素对_____有毒性。
    A. 肺　　　　　　　　　　　　　B. 结肠
    C. 心脏　　　　　　　　　　　　D. 脑

22. 吉西他滨属于哪种类型的化疗药物?
    A. 烷化剂　　　　　　　　　　　B. 铂类化合物
    C. 植物药长春碱类　　　　　　　D. 抗代谢类药物

23. 乳腺近距离放疗采用哪种照射方式?
    A. 腔内照射　　　　　　　　　　B. 表面敷贴照射
    C. 组织间插植　　　　　　　　　D. 后装放疗

24. 以下哪项放疗属于预防性放疗?
    A. 对小细胞肺癌患者进行全脑放疗
    B. 单个脑转移灶患者进行立体定向放疗
    C. 对有脑部症状的患者进行全脑放疗
    D. 对原发性脑肿瘤的适形放疗

25. 以下关于术前放化疗的说法,哪一项是正确的?
    A. 术前放化疗较单纯放疗、化疗的剂量高

B. 可用于治疗镜下微转移灶

C. 能增加手术中肿瘤的可切除性

D. 无需术前放化疗, 应于术后放化疗

答案及解析

1. A。影响肿瘤流行病学的因素包括年龄(通常发病率随年龄增加而增加)、性别(女性发病率较低, 生存期较长, 且肿瘤女性与男性有所差异)、种族(通常非裔美国人较高加索人发病率高)和环境/地理区域(各国之间有差异, 同一国家各地区也有区别)。

2. D。致癌因素可以是化学因素(焦油、香烟、食品添加剂、杀虫剂)、物理因素(电离辐射、石棉、慢性损伤)或病毒、感染、激素和饮食。

3. C。医源性致癌因素是由医学治疗导致的肿瘤, 常见的医源性致癌因素包括化疗和放疗。

4. C。致癌因素可能是环境因素(污染和日照)、职业暴露(农民、皮革工人、制革工人、石油工人)、病毒(EB 病毒、人乳头瘤病毒、乙肝病毒)、遗传因素(BRCA1、BRCA2、Li-Fraumeni 综合征、家族性结肠息肉病)、生活方式(吸烟、嗜酒)、饮食(高脂肪、低纤维)或医源性因素(既往放化疗史)。

5. A。发病率是指一定时间内某人群中新发病例数在该人群中所占的比例。生存期是指从疾病诊断到患者死亡的持续时间。患病率是指在特定时期某人群某疾病的患者数。死亡率是指一定时期内某人群中死于某种恶性肿瘤的人数在该人群中所占的比例。

6. C。美国癌症协会建议 40 岁以上女性每年做一次乳腺钼靶检查; 20 岁以上的女性除了每月一次乳腺自查外, 每 3 年行乳腺查体。

7. D。体征是指医师在临床检查中的客观发现(可见、可触及等), 而患者诉说的疾病主观感受称为症状。一项测试的敏感性指其反映的真阳性率, 而特异性是真阴性率的反映。

8. C。50 岁以上患者应每 5 年做一次乙状结肠镜检和一次钡剂灌肠, 每 10 年一次全结肠镜检查。

9. B。常见的肿瘤标记物见表 11.1。

表 11.1　临床常用的肿瘤标志物

肿瘤标志物	肿瘤类别
癌胚抗原（CEA）	结肠癌、乳腺癌
甲胎蛋白（AFP）	肝癌、睾丸肿瘤、胰腺癌、胃癌
人绒毛膜促性腺激素（HCG）	生殖细胞肿瘤、精原细胞瘤
酸性磷酸酶	前列腺癌
前列腺特异抗原（PSA）	前列腺癌
糖抗原 19-9（CA19-9）	结直肠癌
糖抗原 125（CA-125）	卵巢癌

10. B。电子计算机断层扫描（CT）是通过 X 线束旋转 360° 对检查部位具有一定厚度的层面进行扫描，CT 外部的探测器接收透过该层面的 X 线，信息经转化后形成图像。磁共振成像（MRI）使用磁场而非辐射暴露，对软组织检查的效果很好；采用钆类顺磁性对比剂，禁止金属或起搏器靠近机器。超声使用高频声波，转换器发送声波，从组织反弹回到换能器。乳房钼靶检查可用于筛查乳腺癌，可以显示钙化与肿块。核素扫描中，需首先将放射性核素及其药物注入体内后，放射性核素在病变部位聚集，利用 γ 照相机获得脏器及病变的显像。

11. D。来源于脂肪组织的良性肿瘤被命名为脂肪瘤。上皮细胞来源的恶性肿瘤被称为癌（腺癌是发生在腺上皮细胞的恶性肿瘤，而鳞状细胞癌是鳞状上皮细胞的恶性肿瘤）。肉瘤是指来源于间叶组织的恶性肿瘤，包括骨（骨肉瘤）、肌肉（平滑肌肉瘤和横纹肌肉瘤）和软骨（软骨肉瘤）。

12. A。良性肿瘤生长局限，生长缓慢，常有包膜，分化程度高，对人体及正常组织危害较小。恶性肿瘤呈浸润性生长，也可通过淋巴道、血道及种植，导致远处转移。这类肿瘤生长迅速，突破包膜，破坏正常组织，甚至危及生命。根据肿瘤细胞的病理分级不同，可分为高分化到未分化。

13. C。病理分级依据肿瘤细胞的分化程度，为判断肿瘤的侵袭提供依据。1 级为高分化，2 级为中度分化，3 级为低分化，4 级为未分化。

14. B。Gleason 评分是用于前列腺癌的特定分级系统。

15. C。肿瘤的分期由治疗团队在完成检查后评估，依据原发肿瘤的大小及浸润范围,以及远处转移情况决定。分期可有临床(来源于诊断过程中获取的资料)和手术两种(手术过程中获取的资料)。

在 TNM 分期系统中,各字母分别指代:T 代表原发性肿瘤的大小和侵犯范围,分为 1~4,数字越大,肿瘤越大或侵犯范围大;N 代表患者区域淋巴结受侵情况,分为 1~4,数字越大,区域淋巴结受累情况越重;M 代表远处转移,通常由 0(无转移)、1(有转移)或 x(无法评估)表示。

16. B。FIGO 分期适用于妇科恶性肿瘤,Ann Arbor 分期用于淋巴瘤,Duke 分期用于结直肠肿瘤。

17. B。大部分肿瘤患者接受多种治疗方法来控制肿瘤。首次治疗是指首次被使用的治疗方法。新辅助治疗是指一种治疗在另一种治疗前应用;而辅助治疗是指在一种治疗后应用或一种治疗后补充应用。同步治疗是指同时进行两种治疗,特别是同一天应用。

18. A。手术活检可用于诊断过程。细针穿刺活检使用细针行穿刺,取得液体或细胞。空心针活检使用大的空心针穿刺,取得组织明确病理类型。切除活检指整个肿瘤完整切除。

19. B。并非所有患者都有手术机会。这些患者可能不适合手术:①既往基础疾病使患者不能耐受手术麻醉;②手术不可切除,如肿瘤邻近正常结构导致不能取得手术切缘阴性;或者导致外形严重残缺。

20. D。化疗有多种给药方式,取决于药物和肿瘤类别。口服给药最简单易行。静脉化疗临床最常见,腔内化疗常见于膀胱癌。动脉给药不利于药物血浆浓度聚集。其他方法包括鞘内和皮下、静脉注射。患者通常采取 PICC 管或输液港置入进行静脉化疗。

21. C。抗肿瘤药物的分类、药物名、临床适应证和毒性见表11.2。

22. D。抗肿瘤药物的分类、药物名、临床适应证和毒性见表11.2。

23. C。近距离治疗有剂量跌落快的特点。组织间近距离治疗是将放射源放置在人体组织内或自然腔道内。放射源直接放置在腔道中称为腔内放疗,放射源通过管道传输到腔内治疗,称为后装腔内治疗。

24. A。放射治疗根据目的的不同,可分为根治性、辅助性、姑息性和预防性放疗(全脑放疗用于预防小细胞肺癌脑转移)。

25. C。术前应用放疗或化疗可减小肿瘤大小,提高肿瘤切除率,通常剂量更低。术后放疗或化疗可针对术后镜下或肉眼肿瘤残留,外科医师通

表 11.2　常见的化疗药物

药物种类	药品	临床适应证	毒性	作用机制
烷化剂	环磷酰胺	淋巴瘤	血液毒性(血细胞减少)	阻断 DNA 合成
	氮芥	乳腺癌	不育	
铂类化合物	顺铂	头颈部肿瘤、宫颈癌、肺癌、膀胱癌	血液毒性、肾毒性、神经毒性(耳聋)	DNA 交联
	卡铂			
抗代谢类药	氟尿嘧啶	结直肠癌	血液毒性	阻滞 DNA 合成
	吉西他滨	淋巴瘤	胃肠道反应	
	甲氨蝶呤	乳腺癌	皮肤毒性	
拓扑异构酶 I 抑制剂	拓扑替康	乳腺癌	血液毒性	阻断参与 DNA 转录和复制酶
	伊立替康	淋巴瘤	心脏毒性	
		肉瘤		
植物长春碱类	多西他赛	乳腺癌	血液毒性	抑制微管蛋白的聚合,阻滞细胞有丝分裂
	紫杉醇	肺癌	神经毒性	
	长春新碱	睾丸癌	脱发	
	依托泊苷			
抗癌抗生素	阿霉素	白血病	心脏毒性	干扰 DNA/RNA 转录
	放线菌素 D	淋巴瘤	博来霉素 - 肺毒性	
	博来霉素	胃肠道肿瘤		
激素类	他莫昔芬	乳腺癌	类更年期综合征	阻断激素受体或对抗激素作用
	阿那曲唑	前列腺癌		
	醋酸亮丙瑞林			
	戈舍瑞林			

常在手术中留置标记以帮助确定肿瘤位置。

推荐读物

Bussman-Yeakel L. Digestive system tumors. In: Washington CM, Leaver D, editors. Principles and practice of radiation therapy. 3rd ed. St. Louis, MO: Mosby Elsevier; 2010. p. 764–802.

Choy H, MacRae R, Story M. Basic concepts of chemotherapy and irradiation interaction. In: Halperin EC, Perez CA, Brady LW, editors. Principles and practice of radiation oncology.

5th ed. Philadelphia, PA: Lippincott Williams & Wilkins; 2008. p. 669–88.

Eatmon S. Cancer: an overview. In: Washington CM, Leaver D, editors. Principles and practice of radiation therapy. 3rd ed. St. Louis, MO: Mosby Elsevier; 2010. p. 3–21.

Giordano PJ. Principles of pathology. In: Washington CM, Leaver D, editors. Principles and practice of radiation therapy. 3rd ed. St. Louis, MO: Mosby Elsevier; 2010. p. 44–56.

Green S. Lymphoreticular system tumors. In: Washington CM, Leaver D, editors. Principles and practice of radiation therapy. 3rd ed. St. Louis, MO: Mosby Elsevier; 2010. p. 610–28.

Kuban DA, Trad ML. Male reproductive and genitourinary tumors. In: Washington CM, Leaver D, editors. Principles and practice of radiation therapy. 3rd ed. St. Louis, MO: Mosby Elsevier; 2010. p. 823–65.

Leaver D. Detection and diagnosis. In: Washington CM, Leaver D, editors. Principles and practice of radiation therapy. 3rd ed. St. Louis, MO: Mosby Elsevier; 2010. p. 86–102.

Milas L, Cox JD. Principles of combining radiation therapy and chemotherapy. In: Cox JD, Ang KK, editors. Radiation oncology. Rational, technique, results. 8th ed. St. Louis, MO: Mosby Elsevier; 2003. p. 108–24.

Zagars GK. Principles of combining radiation therapy and surgery. In: Cox JD, Ang KK, editors. Radiation oncology. Rational, technique, results. 8th ed. St. Louis, MO: Mosby Elsevier; 2003. p. 97–107.

第 12 章

中枢神经系统肿瘤

问题

1. 大脑的哪个脑叶对人的性格起作用?
   A. 额叶
   B. 顶叶
   C. 颞叶
   D. 枕叶

2. 大脑的哪个脑叶位于最后面?
   A. 额叶
   B. 顶叶
   C. 颞叶
   D. 枕叶

3. 在 CT 扫描图像中,哪种结构的纹理类似于菜花,且是灰色的?
   A. 额叶
   B. 小脑
   C. 下丘脑
   D. 脑垂体

4. 在脑干结构中位于最下面的部分是____。
   A. 延髓
   B. 中脑
   C. 脑桥
   D. 脊髓

5. 大脑内哪个结构是牛角状的?
   A. 脑桥
   B. 侧脑室
   C. 大脑导水管
   D. 漏斗状器官

6. 大脑的哪层覆盖物最接近颅骨?
   A. 蛛网膜
   B. 硬脑膜
   C. 软脑膜
   D. 头皮

7. 硬脑膜的哪个延伸部分将大脑和小脑分开?
   A. 小脑镰
   B. 大脑镰

　　C. 小脑幕　　　　　　　　　　　D. 大脑幕

8. 以下哪个腔隙内包含脑脊液?

　　A. 硬膜下　　　　　　　　　　　B. 蛛网膜下隙

　　C. 硬膜外　　　　　　　　　　　D. 蛛网膜

9. 筛骨板是以下哪块骨的结构?

　　A. 额骨　　　　　　　　　　　　B. 筛骨

　　C. 蝶骨　　　　　　　　　　　　D. 顶骨

10. 以下哪块骨包含鞍背?

　　A. 蝶骨　　　　　　　　　　　　B. 枕骨

　　C. 颞骨　　　　　　　　　　　　D. 额骨

11. 脑内哪个结构负责大脑的动脉血供?

　　A. 丘脑　　　　　　　　　　　　B. 胼胝体

　　C. 下丘脑　　　　　　　　　　　D. Willis 环

12. 脊髓在哪个椎体水平结束?

　　A. T12　　　　　　　　　　　　B. L2

　　C. L4　　　　　　　　　　　　　D. S2

13. 成人中枢神经系统肿瘤发生的典型部位是____。

　　A. 脊髓　　　　　　　　　　　　B. 脑干

　　C. 幕上　　　　　　　　　　　　D. 幕下

14. 诊断恶性神经胶质瘤最常见的年龄是____。

　　A. 35~45 岁　　　　　　　　　　B. 45~55 岁

　　C. 55~65 岁　　　　　　　　　　D. 65~75 岁

15. 脑肿瘤患者可能表现有以下症状和体征,除了____。

　　A. 头痛　　　　　　　　　　　　B. 视觉变化

　　C. 延迟的胸腔疼痛　　　　　　　D. 恶心、呕吐

16. 诊断脑部肿瘤首选的影像检查是____。

　　A. MRI　　　　　　　　　　　　B. CT

　　C. PET　　　　　　　　　　　　D. X 线片

17. 脑内最常见的恶性肿瘤是____。

　　A. 星形细胞瘤　　　　　　　　　B. 胶质瘤

　　C. 转移瘤　　　　　　　　　　　D. 少突神经胶质瘤

18. 室管膜瘤通常通过什么扩散?

　　A. 淋巴管传播　　　　　　　　B. 脑脊液播散

　　C. 浸润小脑　　　　　　　　　D. 颅底侵犯

19. 以下哪些选项可能会包括在多形性胶质母细胞瘤患者的治疗计划中(选择所有正确的答案)?

　　A. 替莫唑胺　　　　　　　　　B. 外照射治疗

　　C. 外科手术　　　　　　　　　D. 干扰素

　　E. 激素

20. 当制订原发脑肿瘤的 3D 适形放疗计划时,通常对肿瘤和水肿区边缘外放多少?

　　A. 0.5 cm　　　　　　　　　　B. 2 cm

　　C. 4 cm　　　　　　　　　　　D. 6 cm

21. 脑肿瘤患者模拟定位时通过以下什么来固定?

　　A. 热塑性塑料固定装置　　　　B. 真空袋固定装置

　　C. 化学模型　　　　　　　　　D. 腹部压迫

22. 脑部外照射的常见远期毒性反应不包括以下哪个选项?

　　A. 脱发　　　　　　　　　　　B. 脑坏死

　　C. 视力改变　　　　　　　　　D. 头痛

23. 当患者接受全脑全脊髓野照射治疗时,脊髓野的下界是什么?

　　A. C2　　　　　　　　　　　　B. T12

　　C. L2　　　　　　　　　　　　D. S2

24. 多形性胶质母细胞瘤的预计生存期为多久?

　　A. 小于 1 个月　　　　　　　　B. 小于 1 年

　　C. 5 年　　　　　　　　　　　D. 几乎总是可以治愈

答案及解析

1. A。大脑是颅脑中体积最大、最上方的部分,分为左右两半球,位于小脑幕之上。大脑由额叶、顶叶、颞叶和枕叶四个脑叶构成(左右两叶呈一对)。额叶位于前上方,负责肌肉控制、言语和性格。顶叶位于头部最上方,负责感觉功能。颞叶位于顶叶下方,负责听觉功能。最后,枕叶位于后部,负责视觉功能。

2. D。见问题 1 中关于大脑不同部位的细节。

3. B。小脑是颅脑的第二大部分,位于小脑幕下。小脑的功能是控制骨骼肌肉保持平衡、控制姿势和协调。在 CT 扫描图像上,小脑位于颅骨后下方,有菜花样纹理且外表呈灰色。

4. A。脑干包括中脑、脑桥和延髓,它连接大脑和脊髓。脑干中位置最上的部分是中脑,下面是脑桥,延髓位于最下方。在 CT 扫描图像上,可以看到脑干位于大脑的中心,且在枕骨大孔之上。

5. B。脑室很大,是颅脑内充满液体的腔隙,共由四个脑室组成。侧脑室外形呈牛角状,中脑室中线有室管膜细胞,形成脉络丛。脉络丛产生脑脊髓液。在 CT 的某些横断面图像上,我们可以在多个层面看到侧脑室,它位于大脑的中线上,并呈黑灰色。第三脑室位于侧脑室前角的下方。脑脊液流经侧脑室,也产生于此。第四脑室是一个三角形结构,通过中脑导水管接受来自第三脑室的脑脊液。在 CT 图像中,第四脑室位于小脑的前方。

6. B。最接近颅骨的是硬脑膜,其次是蛛网膜。这中间层精细的如同自然界中的蜘蛛网。最后是软脑膜,最接近大脑,并富含血管。

7. C。大脑镰是硬脑膜的延伸,它将大脑分成两半球。小脑镰是硬脑膜的延伸,将小脑分为两半球。小脑幕也是硬脑膜的延伸,它将小脑和大脑分开。

8. B。各脑膜之间的腔隙包括硬膜外腔、硬膜下腔和蛛网膜下隙。硬膜外腔位于硬脑膜与覆盖于大脑和脊髓的骨头之间。硬膜下腔位于硬脑膜和蛛网膜之间,其内包含润滑液体。蛛网膜下隙位于蛛网膜与软脑膜之间,其内有脑脊液。

9. B。额骨形成前额、颅骨前部和眶窝的顶部。顶骨构成颅骨的侧部和顶部。蝶骨被认为是颅骨的基底部,它通过关节连接所有的颅骨。蝶骨包括蝶窦、鞍背和垂体窝。筛骨包括鸡冠和筛状板。成对的颞骨形成颅骨侧壁的下部和颅中窝的基底部,它包括乳突气房和外耳道。最后,枕骨构成颅骨的后部,并形成枕骨大孔。

10. A。请参阅第 9 题关于颅骨的详细解析。

11. D。Willis 环(基底动脉环)是由供应大脑的动脉血管构成的结构。胼胝体是连接左右大脑半球的白质纤维束。丘脑构成第三脑室侧壁,并且在感觉冲动中起重要作用。下丘脑构成第三脑室的基底和侧壁,并在维持体内内分泌稳态中起重要作用。

12. B。脊髓从枕骨大孔延伸至 L2 水平。脊髓包含灰质和白质,外层是白质,其内包含神经纤维。灰质的中央核心区包含神经细胞。脊髓接受身体的冲动将其传递给大脑,并通过 31 对脊神经将大脑信号再传递至身体。

13. C。成人的脑肿瘤一般位于幕上,而儿童的脑肿瘤常位于幕下。

14. B。估计美国每年新发的中枢神经系统恶性肿瘤有 22 000 例,每年死于中枢神经系统恶性肿瘤的有 13 000 例。恶性胶质瘤的高发年龄为 45~55 岁,而低级别胶质瘤的高发年龄为 30~40 岁。尽管病因仍未知,但一些职业的、环境的和生活方式的因素被认为与胶质瘤发病相关。

15. C。脑肿瘤的患者,可出现头痛、抽搐、恶心和呕吐(这常由于颅内压增高造成),这些表现与肿瘤部位无关。不同部位的脑肿瘤也可引起特定症状。如额叶肿瘤可出现性格改变,颞叶肿瘤可能会出现失语、痴呆、记忆障碍、性格改变,而顶叶肿瘤常出现感觉异常。

16. A。头部诊断检查包括头颅 CT,然后进一步做头颅 MRI。头颅 MRI 可以获取有关肿瘤大小及浸润范围的详细信息。造影剂钆剂用于 MRI 增强的成像。MRI 图像应该包括 T1 和 T2 加权像(T2 加权显示水肿)。体格检查应该包括协调、运动和感觉能力的检查、眼科检查(视神经盘水肿即意味着颅内压增高)和神经系统检查(心理和智力状况、语言、记忆和逻辑)。PET 用于鉴别坏死与肿瘤。

17. C。颅内最常见的恶性疾病是转移瘤。关于颅内原发肿瘤,82% 的原发脑肿瘤是星形细胞瘤、间变性星形细胞瘤或多形性胶质母细胞瘤。其他组织类型包括髓母细胞瘤、少突胶质细胞瘤、混合性少突胶质细胞瘤、室管膜瘤和脑膜瘤。WHO 分级系统根据细胞的来源及细胞的生物学行为,将原发脑肿瘤分为 Ⅰ ~ Ⅳ 级。

18. B。局部直接浸润是大部分原发脑肿瘤的主要传播途径。髓母细胞瘤和室管膜瘤通过脑脊液播散。

19. A, B, C 和 E。患者常常被予以地塞米松来控制颅内压。手术是原发脑肿瘤的主要治疗手段,但即使是大体肿瘤全部切除也无法去除所有肿瘤细胞,通常需要术后放疗。术后放疗是主要的治疗方式,可以采用分次外照射、放射外科、立体定向放疗或近距离放疗等技术。化疗不是标准治疗,但是能够通过血脑屏障的新药已经被证实对特定类型的肿瘤有效。当前，替莫唑胺被使用于一些临床病例中。

　　20. B。一般在术后 2~4 周实行放射治疗，使手术切口愈合。采用三维适形治疗放疗技术，GTV 包括肿瘤和水肿区，并且边缘外放 2 cm。通常部野采用顶野 + 楔形对穿野。靶区给总剂量 45~60 Gy，单次剂量 1.8~2.0 Gy，可能包括照射至 50 Gy 时局部缩野加量。

　　21. A。患者为仰卧位，热塑性塑料面罩固定头部。如果要照射全脑全脊髓，患者可能要俯卧位。

　　22. D。颅内肿瘤放疗时，危及器官包括晶状体、视神经、视交叉、正常脑组织、脑干、脊髓和垂体。脑部放疗时，早期毒副反应包括疲劳、脱发和皮肤红斑；晚期毒副反应包括脑坏死、L'Hermitte 综合征、嗜睡、昏睡和慢性头痛。

　　23. D。如果病变已经播散至脑脊液，那么可能会采用全脑全脊髓照射，通常要匹配全脑和脊髓野。根据患者的身高，可能需要两个脊髓野（上野和下野），并在皮肤上标记。脊髓野的下界位于 S2 的下缘，从而确保照射脑脊液流动的所有空间。

　　24. B。患者的年龄（随年龄增加生存率降低）、组织类型、病理分级及患者的体力状态都影响原发脑肿瘤的预后。原发性胶质瘤的 5 年生存率为29%~35%。

推荐读物

Adams RD, Leaver D. Central nervous system tumors. In: Washington CM, Leaver D, editors. Principles and practice of radiation therapy. 3rd ed. St. Louis, MO: Mosby Elsevier; 2010. p. 745–63.

Madden M. Introduction of sectional anatomy. 2nd ed. Baltimore, MD: Wolters Kluwer-Lippincott Williams and Wilkins; 2008.

Shah AA. Management of adult central nervous system tumors. In: Chao KSC, Perez CA, Brady LW, editors. Radiation oncology management decisions. 3rd ed. Philidelphia, PA: Wolters Kluwer-Lippincott Williams and Wilkins; 2011. p. 145–92.

Stockham AL, Suh JH, Chao ST. Central nervous system radiotherapy. In: Videtic GMM, Vassil AD, editors. Handbook of treatment planning in radiation oncology. New York, NY: Demos Medical Publishing; 2011. p. 25–40.

Thibodeau G, Patton K. Anatomy and physiology. 5th ed. St. Louis, MO: Mosby-Elsevier; 2003.

Vann A, Dasher BG, Wiggers NH, Chesnut SK. Portal design in radiation therapy. 3rd ed. Augusta, GA: DWV Enterprises; 2013.

第 13 章

头颈部肿瘤

问题

1. 位于鼻咽前方的头颈部结构是什么?
   A. 鼻腔
   B. 咽
   C. 颈椎
   D. 腮腺

2. 头颈部磨牙后三角区位于哪个腔道?
   A. 鼻咽
   B. 口咽
   C. 口腔
   D. 鼻腔

3. 咽扁桃体位于____。
   A. 鼻咽
   B. 口咽
   C. 下咽
   D. 鼻腔

4. 真声带位于____。
   A. 梨状窝
   B. 声门上区
   C. 声门
   D. 声门下区

5. 哪个椎体称为枢椎?
   A. C1
   B. C2
   C. C7
   D. T3

6. 舌骨位于哪个椎体水平?
   A. C1
   B. C3
   C. C5
   D. C7

7. Stenson 管输送来自____分泌的唾液。
   A. 下颌下腺
   B. 舌下腺

C.腮腺　　　　　　　　　D.颌下腺

8.关于头颈部淋巴管,以下哪项是正确的?

A.颏下淋巴结位于下颌骨体下方

B.颈淋巴结仅位于浅表

C.咽后淋巴结是头颈部的主要淋巴结

D.淋巴可以用组、链和区来分组

9.关于头颈部肿瘤的流行病学特点,哪项是正确的?

A.男性发病率高于女性　　　　　B.是男性最常见的肿瘤

C.好发于 20 岁左右的患者　　　　D.最常见的肿瘤为口咽癌

10.哪项不是头颈部肿瘤发病的危险因素?

A.吸烟　　　　　　　　　B.饮酒

C.HPV 感染　　　　　　　D.肥胖

11.哪项不是头颈部肿瘤的常见症状或体征?

A.声音嘶哑　　　　　　　B.偏头痛

C.张口受限　　　　　　　D.吞咽困难

12.头颈部肿瘤的诊断检查中,哪项使用光和镜子来观察相应结构?

A.间接喉镜检查　　　　　B.吞咽检查

C.直接喉镜检查　　　　　D.MRI

13.头颈部肿瘤最常见的组织学类型是____。

A.鳞癌　　　　　　　　　B.腺样囊性癌

C.腺癌　　　　　　　　　D.黑色素瘤

14.鼻咽癌转移至____淋巴结。

A.颏下　　　　　　　　　B.颈前

C.咽后　　　　　　　　　D.面部

15.哪项手术切除淋巴结、一侧或双侧胸锁乳突肌、第 11 对颅神经,以及周围软组织?

A.整块切除手术　　　　　B.根治性颈淋巴清扫术

C.切取手术　　　　　　　D.减压手术

16.关于头颈部的外照射放疗,以下哪几项是正确的(选择所有正确的答案)?

A.范围包括肿瘤和区域淋巴结　　B.治疗总剂量为 50 Gy

C. 可用 IMRT 治疗　　　　　　D. 可用缩野技术

E. 不采用同步化疗

17. 哪项不是头颈部放疗的定位和固定技术?

A. 呼吸门控　　　　　　　　　B. 热塑膜固定装置

C. 去除义齿　　　　　　　　　D. 肩部约束带

18. 如果采用适形放疗,限制下列哪个结构的剂量最重要?

A. 腮腺　　　　　　　　　　　B. 口腔黏膜

C. 声带　　　　　　　　　　　D. 甲状软骨

19. 下列哪项不是头颈部外照射放射治疗的急性副作用?

A. 食管炎　　　　　　　　　　B. 红斑

C. 黏膜炎　　　　　　　　　　D. 张口受限

20. 声门癌的治疗包括＿＿＿。

A. 仅对声带行放射治疗

B. 对喉和相应淋巴引流区域的根治性放射治疗

C. 根治性颈淋巴清扫术

D. 同步放化疗

答案及解析

1. A。鼻腔位于硬腭和口腔上方,鼻咽前方。鼻腔的功能是运输、过滤、加温空气,以及对发音起共鸣作用。

2. C。口腔位于鼻腔下方及口咽前方。口腔内的结构包括嘴唇内面、齿龈、颊黏膜、磨牙后三角、硬腭,口底和舌前 2/3。舌在 CT 图像上易于辨认,外周由下颌骨和上颌骨的牙槽嵴包绕。

3. A。咽扁桃体位于鼻咽内,鼻咽位于鼻腔后方、颅底下方。腭、舌扁桃体以及腭垂和会厌谷均位于口咽内。口咽的上界是鼻咽,前界为软硬腭的交界处,下界为舌骨水平。由于充满空气,在 CT 图像上口咽常呈黑色。

4. C。喉部位于舌骨和环状软骨之间,分为三部分。上方为声门上区,包含室带、杓会厌襞和杓状软骨。声门区包含真声带,声门下区位于最下方。下咽包括环后区、喉咽后壁和梨状窝。

5. B。颈椎有七个椎骨,椎体横突有小孔,椎动脉通过其横突孔进入大脑。C1,即寰椎,近鼻咽下缘。C2,即枢椎,椎体向上伸出齿突与 C1 相连接。C7 棘突很长,故也叫隆椎。

6. B。舌骨为游离骨,位于 C3 水平,呈"U"形。在 CT 图像上,该"U"形骨位于下颌骨下方,包绕咽部。甲状软骨位于舌骨下方,C4 水平。环状软骨位于甲状软骨下方,呈环形围绕咽部。

7. C。双侧颌下腺位于下颌骨下方,其分泌的唾液通过 Wharton 管进入消化系统。在 CT 图像上,颌下腺位于舌骨外侧,可通过其与周围组织密度差异加以辨认。双侧腮腺位于下颌支侧面,耳朵前方。腮腺分泌的唾液通过 Stenson 管进入消化系统。在 CT 图像上,腮腺位于下颌支侧面,耳朵前方,可通过其与周围组织密度差异加以辨认。舌下腺是许多小的唾液腺,位于舌的下面。

8. D。头颈部淋巴管可用组、链或区分组。颌下淋巴结位于下颌骨的下方(1 区),颏下淋巴结位于颏尖下方(1 区)。颈部淋巴链可根据其与胸锁乳突肌的位置,分成浅部淋巴结和深部淋巴结。颈内静脉二腹肌淋巴结位于下颌角,是头颈部的主要淋巴结。

9. A。在美国,头颈肿瘤占所有肿瘤的 3%~8%,且男性发病率高于女性。在亚洲或中国,鼻咽癌发病率较高。在头颈肿瘤中喉肿瘤发病率最高。

10. D。头颈部癌的危险因素包括吸烟和无烟烟草、饮酒、EB 病毒(鼻咽癌)、HPV(口咽癌)以及黏膜白斑病史(口腔癌)。

11. B。头颈部癌的症状和体征包括溃疡、声音嘶哑、颈部肿块、吞咽困难、耳痛、张口受限和鼻出血。

12. A。间接喉镜使用光和镜来观察咽部结构,而直接喉镜使用光导纤镜。其他用于诊断头颈肿瘤的检查包括查体、CT、MRI、吞咽检查和口腔科评估。

13. A。鳞状细胞癌是头颈部肿瘤最常见的病理类型。

14. C。常见受累淋巴结为颈内静脉二腹肌淋巴结和颈部 2 区、3 区淋巴结。舌尖病变引流至颏下淋巴结,而鼻咽肿瘤引流至咽后淋巴结。真声带没有淋巴引流。头颈肿瘤亦可直接侵犯至周围结构(骨、软骨、神经、肌肉、血管)。

15. B。根治性颈淋巴结清扫术可用于某些头颈部肿瘤。鼻咽癌由于其位置关系无法手术切除;放射治疗是其主要治疗方式。

16. A, C 和 D。目前, IMRT 的应用能够减少敏感器官的剂量并降低长期毒性,其中淋巴结接受 50~54 Gy, GTV 接受 70~74 Gy 剂量。传统习惯上会使用放疗缩野技术。用低能量光子大侧野照射肿瘤和区域淋巴结,当剂量达 40~45 Gy 时,缩野至只包含肿瘤和前部淋巴结。颈后淋巴结区用电子线继续推量,以限制脊髓的剂量。该野与前面的光子野匹配。前侧野可缩野至 GTV,总剂量至 72~75 Gy。用锁骨上前野治疗锁骨上淋巴区域至剂量达 54 Gy,每日与颈侧野匹配。同步放化疗可选用顺铂或卡铂。

17. A。患者使用热塑膜面罩进行固定。可使用咬合块或类似物使下颌每天保持在相同位置,同时将舌或硬腭隔开。如果患者有义齿,在模拟定位和治疗时应取出义齿。侧野治疗时可用肩部约束带将肩部拉出治疗区域。

18. A。治疗头颈部癌的危及器官包括腮腺、晶状体、耳、脊髓、黏膜、脑、喉、甲状腺、下颌骨、食管和颞下颌关节。腮腺受照射时可能导致一些严重且较常见的晚期副反应,如口干症。使用超分割放疗可减少晚期毒性反应。

19. D。急性副反应包括疲劳、皮肤反应、黏膜炎、吞咽困难和组织坏死。晚期副反应包括口干、声音嘶哑、张口受限、脱发、龋齿和下颌骨骨坏死。

20. A。由于真声带没有淋巴引流,因此只需对真声带行放射治疗。也可选用真声带剥离或激光手术。

推荐读物

Burri RJ. Nasopharynx. In: Chao KSC, Perez CA, Brady LW, editors. Radiation oncology management decisions. 3rd ed. Philadelphia, PA: Wolters Kluwer-Lippincott Williams and Wilkins; 2011. p. 211–26.

Koyfman SA, Greskovich JH, Chao ST. Head and neck radiotherapy. In: Videtic GMM, Vassil AD, editors. Handbook of treatment planning in radiation oncology. New York, NY: Demos Medical Publishing; 2011. p. 41–66.

Lozano R. Head and neck cancers. In: Washington CM, Leaver D, editors. Principles and practice of radiation therapy. 3rd ed. St. Louis, MO: Mosby Elsevier; 2010. p. 692–744.

Madden M. Introduction of sectional anatomy. 2nd ed. Baltimore, MD: Wolters Kluwer-Lippincott Williams and Wilkins; 2008.

Parashar B. Oral cavity. In: Chao KSC, Perez CA, Brady LW, editors. Radiation oncology management decisions. 3rd ed. Philadelphia, PA: Wolters Kluwer-Lippincott Williams and Wilkins;

2011. p. 247–59.

Thibodeau G, Patton K. Anatomy and Physiology. 5th ed. St. Louis, MO: Mosby- Elsevier; 2003.

Vann A, Dasher BG, Wiggers NH, Chesnut SK. Portal design in radiation therapy. 3rd ed. Augusta, GA: DWV Enterprises; 2013.

Washingon CM. Surface and sectional anatomy. In: Washington CM, Leaver D, editors. Principles and practice of radiation therapy. 3rd ed. St. Louis, MO: Mosby Elsevier; 2010. p. 376–415.

第 14 章

呼吸系统肿瘤

问题

1. 下列关于气管的描述,哪一项是错误的?
   A. 位于 C1 至 T4 之间　　　　B. 呈 C 形
   C. 位于食管前方　　　　　　　D. 由软骨组成

2. 肺的最底端被称为＿＿。
   A. 肺尖　　　　　　　　　　　B. 肺底
   C. 肺门　　　　　　　　　　　D. 肺裂

3. 气管隆嵴水平对应哪一节椎体?
   A. T2-T3　　　　　　　　　　B. T4-T5
   C. T6-T7　　　　　　　　　　D. T8-T9

4. 心脏的哪个腔室接受来自肺静脉的含氧血?
   A. 右心房　　　　　　　　　　B. 右心室
   C. 左心房　　　　　　　　　　D. 左心室

5. 下列哪一项不是主动脉的分支?
   A. 腋动脉　　　　　　　　　　B. 头臂动脉
   C. 颈总动脉　　　　　　　　　D. 左侧锁骨下动脉

6. 锁骨关节连接胸骨的哪一部分?
   A. 尺骨冠状突　　　　　　　　B. 肩峰
   C. 胸骨柄　　　　　　　　　　D. 剑突

7. 人体有多少对浮肋?
   A. 2　　　　　　　　　　　　B. 4

C. 7　　　　　　　　　　　　　D. 12

8. 有关胸部淋巴,叙述正确的是____。

　　A. 淋巴引流有规律　　　　　　B. 肺内淋巴结位于肺内部

　　C. 纵隔淋巴结位于两肺之间　　D. 胸部淋巴管较为稀疏

9. 胸膜间皮瘤的发病危险因素是什么?

　　A. 石棉接触史　　　　　　　　B. 抽烟

　　C. 氡　　　　　　　　　　　　D. 空气污染

10. 肺癌最常见的症状和体征是什么?

　　A. 咯血　　　　　　　　　　　B. 持续咳嗽

　　C. 声嘶　　　　　　　　　　　D. 呼吸困难

11. 下列哪项不是肺癌的常规检查?

　　A. 胸片　　　　　　　　　　　B. 胸部 CT

　　C. 胸部 MRI　　　　　　　　　D. 痰细胞学培养

12. 下列哪种肺癌分型与抽烟(包括二手烟)最为相关?

　　A. 间皮瘤　　　　　　　　　　B. 小细胞肺癌

　　C. 大细胞癌　　　　　　　　　D. 鳞癌

13. Pancoast 瘤位于肺的哪个部位?

　　A. 肺尖　　　　　　　　　　　B. 肺底

　　C. 肺门　　　　　　　　　　　D. 肺周

14. 下列哪一项不是肺癌的转移途径?

　　A. 直接侵犯周围肺组织及肋骨　B. 远处转移至脑与肝

　　C. 转移至结肠　　　　　　　　D. 肝门及纵隔淋巴结

15. 肺癌放疗时应同步联合下列哪种药物?

　　A. 铂类药物　　　　　　　　　B. 赫赛汀

　　C. 博来霉素　　　　　　　　　D. 贝伐单抗

16. 下列哪项是肺癌立体定向放疗(SBRT)的禁忌证?

　　A. 小的、边界清楚的肿瘤　　　B. 肾功能不全

　　C. 小细胞肺癌　　　　　　　　D. 非小细胞肺癌

17. 下列关于预防性颅脑照射,叙述错误的是____。

　　A. 总剂量要达到 45 Gy　　　　B. 小细胞肺癌患者需常规进行

　　C. 靶区需要覆盖全脑　　　　　D. 可能会导致脱发

18.在肺癌放疗中,射线通常从前后野开始照射,而后进行倾斜野照射,开始剂量为多少?

A. 30 Gy

B. 45 Gy

C. 55 Gy

D. 65 Gy

19.接受放疗的肺癌患者急性毒性反应不包括____。

A.放射性肺炎

B.皮肤红斑

C.放射性食管炎

D.臂丛神经痛

20.下列哪项不是肺癌的预后因素?

A.体重下降

B. KPS 评分

C. HPV 感染

D.组织学分类

答案及解析

1. A。气管是一个连接喉及主支气管的 C 形软骨,它位于 C6 至 T4 之间,位于食管前方。在 CT 扫描时,气管属于一个位于食管前上方中线的结构。

2. B。肺尖位于肺的最顶端。肺底位于肺的最底端。肺门位于肺最中央的位置,这里也是淋巴和血管进出的地方。肺间裂将右肺分为 3 个肺叶,将左肺分为 2 个肺叶。

3. B。气管隆嵴位于 T4 到 T5 水平,它是气管进入肺组织并分叉成两个主支气管的部位。而后主支气管继续细分进入各个肺叶、肺段等。支气管终止于肺泡,这些被血管包围的小的囊状组织是进行气体交换的场所。

4. C。心脏有 4 个腔室。右心房收集来自于体循环即下腔静脉与上腔静脉的乏氧血液。右心室从右心房接收血液,并将血液送入肺动脉。左心房收集来自于肺静脉的含氧血液。左心室从左心房接收血液并将这些含氧血通过主动脉送入人体。

5. A。主动脉是人体最大的动脉,起源于左心室。它分为胸主动脉(为横膈膜以上的器官供血)及腹主动脉(为横膈膜以下的器官供血)。胸主动脉有三个分支——升主动脉、主动脉弓和降主动脉。主动脉弓位于 T2 至 T3 水平。三个较为主要的主动脉分支为头臂动脉、左颈总动脉和左锁骨下动脉。主动脉一旦进入腹腔,便称为腹主动脉,它在 L4 水平分叉。

6. C。双侧锁骨外侧段皆与肩胛骨的肩峰相连,内侧段皆与胸骨柄相连。胸骨柄还与第一肋相连。胸骨柄向下在胸骨角处(LOUIS 角)与胸骨体相连。胸骨体,胸骨中间的部分,通过肋软骨或直接与第 2 到第 10 肋相连。最下方的部分称为剑突,位于 T10 水平。

7. A。人体有 12 对肋骨保护着胸腔。真肋(1~7 肋)与胸骨直接相连。假肋(8~10 肋)是通过肋软骨间接与胸骨相连。浮肋(11~12 肋)不与胸骨相连。

8. C。由于肺和心脏不停地运动,胸部淋巴引流走向是不可预测的。我们将淋巴结分组,纵隔淋巴结位于两肺之间的纵隔,肺内淋巴结位于肺内。

9. A。肺癌的危险因素包括吸烟(含二手烟)、石棉暴露史(间皮瘤)、氡以及空气污染。

10. B。持续咳嗽是肺癌最典型的临床表现。其他症状和体征包括咯血、呼吸困难、胸痛、高钙血症(小细胞肺癌)、声音嘶哑(肿瘤压迫喉返神经)、霍纳综合征及上腔静脉综合征。

11. C。肺癌的诊断工具包括胸片、胸部 CT、PET-CT、肺功能测试、痰细胞学检查、骨扫描及颅脑磁共振。

12. B。小细胞肺癌,也称燕麦细胞癌,与抽烟有关,属于中央型肺癌,恶性程度较高,分为局限期和广泛期。

13. A。非小细胞肺癌有着许多组织学分型。腺癌为周围型肺癌。Pancoast 瘤位于肺尖或肺上沟。鳞癌属于中央型肺癌。其他分型还有大细胞癌或类癌。间皮瘤位于脏层胸膜内。

14. C。肺癌可以直接侵犯周围肺组织、肋骨、脊柱或通过淋巴转移至肺门淋巴结、纵隔淋巴结、锁骨上淋巴结。远处转移可至脑(尤其在小细胞肺癌)、肝脏、骨和肾上腺。

15. A。小细胞肺癌通常需要同步放化疗,其对化疗非常敏感。常用紫杉醇及铂类药物。

16. C。非小细胞肺癌若有手术指征首选手术,若不能手术,可行立体定向放疗(SBRT)。

17. A。预防性颅脑照射对小细胞肺癌有效,总剂量为 25~40 Gy。

18. B。传统上来说,用于肺癌放疗的前后野的照射剂量需达到 40~45 Gy,而后需用斜野照射(除外脊柱)至 65~70 Gy。以前我们常用楔形挡板来校正胸腔倾斜角度。现在我们有 IMRT、SBRT、弧形调强放疗等新技术。呼吸门控及腹压控制可以有效解决放疗过程中的器官运动问题。危及器官包括肺、心脏、脊柱、臂丛神经、食管和肋骨。

19. D。胸部放疗的急性毒性反应包括皮肤损伤、乏力、放射性食管炎和放射性肺炎。慢性毒性反应包括放射性肺炎、臂丛神经痛和肋骨骨折。

20. C。影响预后的因素包括体重下降、KPS 评分、分期和组织学类型。非小细胞肺癌的 5 年生存率为 15%~20%，小细胞肺癌的 3 年生存率为 10%~15%。

推荐读物

Hunter GK, Videtic GMM. Thoracic radiotherapy. In: Videtic GMM, Vassil AD, editors. Handbook of treatment planning in radiation oncology. New York, NY: Demos Medical Publishing; 2011. p. 85–100.

Madden M. Introduction of sectional anatomy. 2nd ed. Baltimore, MD: Wolters Kluwer-Lippincott Williams and Wilkins; 2008.

Shah AA. Lung. In: Chao KSC, Perez CA, Brady LW, editors. Radiation oncology management decisions. 3rd ed. Philidelphia, PA: Wolters Kluwer-Lippincott Williams and Wilkins; 2011. p. 327–56.

Stinson D, Wallner PE. Respiratory system tumors. In: Washington CM, Leaver D, editors. Principles and practice of radiation therapy. 3rd ed. St. Louis, MO: Mosby Elsevier; 2010. p. 666–91.

Thibodeau G, Patton K. Anatomy and Physiology. 5th ed. St. Louis, MO: Mosby- Elsevier; 2003.

Vann A, Dasher BG, Wiggers NH, Chesnut SK. Portal design in radiation therapy. 3rd ed. Augusta, GA: DWV Enterprises; 2013.

第 15 章

消化系统肿瘤

问题

1. 下列哪层是消化道管壁的最内层？

    A. 肌层   B. 黏膜下层

    C. 浆膜层   D. 黏膜层

2. 上段食管淋巴引流至____淋巴结。

    A. 纵隔   B. 腹腔

    C. 颈部   D. 胃

3. 胃位于腹腔哪个象限？

    A. 右上象限   B. 左上象限

    C. 右下象限   D. 左下象限

4. 小肠中哪个结构可增加小肠表面积，提高小肠的吸收能力？

    A. 绒毛   B. 皱襞

    C. 肠道集合淋巴结   D. 结肠袋

5. 下列哪一段小肠最接近胃？

    A. 空肠   B. 十二指肠

    C. 阑尾   D. 回肠

6. 下列哪段大肠为横向走行？

    A. 升结肠   B. 降结肠

    C. 乙状结肠   D. 横结肠

7. 胆汁由哪个脏器分泌？

    A. 胆囊   B. 肝脏

C. 胰腺　　　　　　　　　　　　D. 大肠

8. 胰腺头部接近下列哪个脏器?

　　A. 脾脏　　　　　　　　　　　B. 空肠

　　C. 十二指肠　　　　　　　　　D. 结肠肝曲

9. 下列关于食管癌流行病学和病因学,不正确的是____。

　　A. 在 55 岁以上人群更常见　　B. 吸烟和饮酒是危险因素

　　C. 女性更常见　　　　　　　　D. Barrett 食管是危险因素

10. 中上段食管最常见的病理类型是____。

　　A. 腺癌　　　　　　　　　　　B. 乳头状浆液癌

　　C. 鳞状细胞癌　　　　　　　　D. 透明细胞癌

11. 关于食管的淋巴转移,描述正确的是____。

　　A. 可预测　　　　　　　　　　B. 跳跃转移至肿瘤部位上 5 cm

　　C. 连续转移　　　　　　　　　D. 不常见

12. 下列哪项是食管癌放疗的晚期毒性反应?

　　A. 骨髓抑制　　　　　　　　　B. 食管狭窄

　　C. 乏力　　　　　　　　　　　D. 食管炎

13. 下列哪项不是胃癌的高危因素?

　　A. 吸烟,进食煎炸食物　　　　B. 经济条件差

　　C. 幽门螺旋杆菌感染　　　　　D. 胃食管反流病

14. 胃癌最常见的病理类型是____。

　　A. 腺癌　　　　　　　　　　　B. 乳头状浆液癌

　　C. 鳞状细胞癌　　　　　　　　D. 透明细胞癌

15. 胃癌最主要的治疗手段是____。

　　A. 免疫治疗　　　　　　　　　B. 放疗

　　C. 化疗　　　　　　　　　　　D. 手术

16. 消化系统中最易发生肿瘤的器官是____。

　　A. 食管　　　　　　　　　　　B. 胃

　　C. 胰腺　　　　　　　　　　　D. 结肠

17. 下列关于结直肠癌的危险因素,不正确的是____。

　　A. Plummer Vinson 综合征　　B. 高脂肪、低纤维素饮食

　　C. 既往息肉病史　　　　　　　D. 吸烟

18. 下列哪项检查不适用于诊断结直肠癌?

    A. 结肠镜　　　　　　　　　　B. 大便隐血试验

    C. 超声　　　　　　　　　　　D. CT

19. 下列哪个分期系统用于结直肠癌分期?

    A. Ann Arbor 分期　　　　　　B. FIGO 分期

    C. Duke 分期　　　　　　　　D. Clarke 分期

20. 直肠癌放疗最常用的是____。

    A. 盆腔四野,仰卧　　　　　　B. 盆腔四野,俯卧

    C. 盆腔三野,俯卧　　　　　　D. 盆腔三野,仰卧

21. 肛管癌最典型的病理是____。

    A. 鳞状细胞癌　　　　　　　　B. 腺癌

    C. 黏液腺癌　　　　　　　　　D. 透明细胞癌

22. 下列哪项不是肛管癌的症状?

    A. 便血　　　　　　　　　　　B. 疼痛

    C. 小肠梗阻　　　　　　　　　D. 肛管肿块

23. 肛管的主要淋巴引流途径为经____引流。

    A. 腹股沟前淋巴结　　　　　　B. 髂总淋巴结

    C. 腹主动脉旁淋巴结　　　　　D. 骶前淋巴结

24. 下列哪项不是胰腺癌的危险因素?

    A. 吸烟　　　　　　　　　　　B. 慢性胰腺炎

    C. 糖尿病　　　　　　　　　　D. 高纤维素因素

25. 患者表现为黄疸,最可能是胰腺____部位发生肿瘤。

    A. 边缘　　　　　　　　　　　B. 头部

    C. 体部　　　　　　　　　　　D. 尾部

26. 下列哪个肿瘤指标用于胰腺癌的诊断?

    A. CEA　　　　　　　　　　　B. CA 19-9

    C. AFP　　　　　　　　　　　D. PSA

27. 胰腺癌的主要治疗手段是____。

    A. Whipple 手术　　　　　　　B. 化疗

    C. IMRT 放疗　　　　　　　　D. 观察随访

28. 胰腺癌的 5 年生存率是____。
　A. 100%　　　　　　　　B. 60%
　C. 30%　　　　　　　　D. <10%

答案及解析

1. D。消化道管壁构成从内到外共 4 层，分别是黏膜层、黏膜下层（包含血管和淋巴管）、肌层和浆膜层（紧邻腹膜）。

2. C。食管连接口腔和胃，它可通过蠕动将食物运送至胃。食管位于气管后方，位于 C6 至 T10-11 椎体前方。上段食管淋巴引流入颈部、颈深静脉和锁骨上淋巴结，中段食管淋巴引流入锁骨上和纵隔淋巴结，下段食管淋巴引流入纵隔和腹腔淋巴结。在 CT 图像上食管位于体中部气管和颈椎上胸椎之间；在胃水平转向左侧。若没有对比剂食管不易看清。

3. B。胃位于腹腔左上象限 T10-L3 水平，连接食管和小肠。胃大体结构可分为胃底（上部）、胃体（中间部）和胃窦幽门部（下部）；食管与胃底接处为贲门，而胃窦与十二指肠连接处为幽门。在 CT 图像上，胃位于腹腔左侧。胃底部位于脾脏前方。当你从下看时胃向前下移动。幽门部胃位于胰腺前方。

4. A。小肠连接胃和大肠。小肠绒毛位于黏膜层，可增加小肠表面积，从而提高吸收功能。Peyer 斑集合小肠的淋巴组织。Haustra 为结肠袋，可帮助结肠内容物通过肠道。

5. B。十二指肠位于小肠上部，连接胃幽门部和空肠。它呈 C 字形包绕胰腺头部。空肠连接十二指肠和回肠，也是最主要的消化吸收器官。回肠是小肠的下段，连接空肠和大肠的盲肠。在 CT 图像上小肠盘曲在腹腔（中线周围），直径较大肠小。

6. D。大肠癌起始于盲肠。盲肠位于右下腹。升结肠位于腹腔右侧，连接盲肠和结肠肝曲。横结肠从结肠肝曲至结肠脾曲横跨腹腔，位于肝脏、胃、脾脏下方。降结肠位于左侧腹腔，在脾曲和乙状结肠之间。乙状结肠连接降结肠和直肠。直肠连接乙状结肠和肛门，肛门是消化道的末端。在 CT 图像上大肠管腔粗大，有结肠袋，盘曲于腹腔。

7. B。肝脏分泌胆汁，并将其存储于胆囊。肝脏也具有解毒功能，能代谢维生素及制造凝血因子。左、右肝管汇合成肝总管,将胆汁运出肝脏。肝总管和胆囊管汇合成胆总管。在 CT 图像上,肝脏位于右上腹,小部分可穿过腹中线。胆囊位于肝脏下方,在 CT 图像上较肝脏更暗。

8. C。胰腺是腹膜后器官,可分泌胰岛素和消化酶。胰腺分为三部分:胰头部(呈 C 形,腹腔 L1-L2 水平)、体部(左肾前方)和尾部(脾脏中部)。胰管与胆总管交汇后汇入十二指肠,此处常常被肿瘤侵及而受阻。在 CT 图像上,胰腺位于腹中线上,椎体前方。胰头部邻近十二指肠,尾部达脾脏。它是消化系统里唯一的腺体。

9. C。每年约有 16 500 例食管癌新发病例,男性多于女性。除吸烟、饮酒、Barrett 食管、胃食管反流病外,营养失衡和贲门失弛缓症也是危险因素。

10. C。食管上 2/3 癌典型的组织病理为鳞状细胞癌,而下 1/3 为腺癌(发生率持续升高)。

11. B。食管癌的播散途径包括直接侵犯(穿透食管壁)、淋巴道(跳跃转移常见)或远处转移(至肝脏、肺)。在制订放射治疗野时,需要上下各外放 5 cm 来包括跳跃转移的淋巴结。

12. B。食管癌放射治疗时的危及器官包括脊髓、肺、心脏和胃。急性毒性反应包括食管炎、骨髓抑制和乏力;而晚期毒性反应包括食管狭窄和梗阻。

13. D。胃癌危险因素包括食物防腐剂使用增加(特别是在日本)、社会经济水平低、HP 感染、吸烟和家族史。

14. A。腺癌是胃癌、胰腺癌和结直肠癌最常见的病理类型。

15. D。手术是胃癌最主要的治疗手段。若患者无法行手术治疗,则行联合放射治疗和化疗。采用 AP/PA 治疗野或 IMRT 技术行全胃照射,GTV 区域推量至总剂量 45~60 Gy。治疗时胃排空将减少治疗体积,从而降低小肠、心脏、肝脏、肾脏和脊髓的额外剂量。

16. D。结肠癌每年的新发患者总数为 148 000 例。结肠癌总体在男性和女性中是第三常见肿瘤,是最常见的消化道恶性肿瘤,也是肿瘤死亡第三常见原因。

17. A。结直肠癌的危险因素包括高脂低纤维素饮食、家族性结肠息肉病、年龄、吸烟、肥胖、饮酒和克罗恩病。

18. C。结肠癌患者可能表现为肠息肉、大便性质改变和便血。有助于诊断结直肠癌的检查包括直肠指检、大便隐血试验、CT、MRI 和 PET。

19. C。Duke 分期用于结直肠癌。Ann Arbor 分期用于 Hodgkin 病，FIGO 分期用于生殖系统恶性肿瘤，Clarke 分期用于皮肤肿瘤。

20. C。结直肠癌的主要治疗手段为手术治疗（LAR 或 APR）；直肠癌术前或术后辅助性放疗和化疗（持续 5-FU 泵入）。直肠癌放疗时，患者采用俯卧位，PA 和两侧野照射，侧野采用楔形板。肿瘤和区域淋巴结治疗剂量为 45 Gy，GTV 推量至总剂量 50~55 Gy。

21. A。肛管癌的典型病理为鳞癌。

22. C。肛管癌的症状包括便血、疼痛、大便习惯改变和肛门肿块。

23. A。肛管癌最主要的淋巴结引流为腹股沟前淋巴结，紧随其后的是髂外、髂内淋巴结。肛管癌可直接侵犯肛门括约肌、直肠、阴道、前列腺或远处转移至肝和肺。

24. D。吸烟、慢性胰腺炎、糖尿病和肥胖是导致胰腺癌的危险因素。

25. B。进展期胰腺癌患者通常表现为黄疸（胰头部肿瘤）、腹痛、厌食和体重下降。

26. B。胰腺癌诊断通常用肿瘤指标 CA 19-9。其他诊断手段包括 CT、超声内镜和 ERCP。

27. A。胰腺癌的主要治疗手段是胰腺十二指肠切除术（Whipple 手术）。对于肿瘤无法切除患者建议同步放化疗（5-FU 和吉西他滨）。采用四野或 IMRT 放疗治疗肿瘤及区域淋巴结，剂量为 50.4~54 Gy。可采用呼吸门控或腹部压迫来减少肿瘤移动。

28. D。胰腺癌的预后非常差，5 年生存率小于 10%。

推荐读物

Burdick MJ, Stephans KL. Gastrointestinal (non-esophageal radiotherapy). In: Videtic GMM, Vassil AD, editors. Handbook of treatment planning in radiation oncology. New York, NY: Demos Medical Publishing; 2011. p. 67–84.

Bussman-Yeakel L. Digestive system tumors. In: Washington CM, Leaver D, editors. Principles and practice of radiation therapy. 3rd ed. St. Louis, MO: Mosby Elsevier; 2010. p. 764–802.

Chao KSC. Colon and rectum. In: Chao KSC, Perez CA, Brady LW, editors. Radiation oncology management decisions. 3rd ed. Philadelphia, PA: Wolters Kluwer-Lippincott Williams and Wilkins; 2011. p. 443–54.

Hunter GK, Videtic GMM. Thoracic radiotherapy. In: Videtic GMM, Vassil AD, editors. Handbook of treatment planning in radiation oncology. New York, NY: Demos Medical Publishing; 2011. p. 85–100.

Madden M. Introduction of sectional anatomy. 2nd ed. Baltimore, MD: Wolters Kluwer-Lippincott Williams and Wilkins; 2008.

Shah AA, Chao KSC. Anal canal. In: Chao KSC, Perez CA, Brady LW, editors. Radiation oncology management decisions. 3rd ed. Philadelphia, PA: Wolters Kluwer-Lippincott Williams and Wilkins; 2011a. p. 455–68.

Shah AA, Chao KSC. Stomach. In: Chao KSC, Perez CA, Brady LW, editors. Radiation oncology management decisions. 3rd ed. Philadelphia, PA: Wolters Kluwer-Lippincott Williams and Wilkins; 2011b. p. 417–26.

Thibodeau G, Patton K. Anatomy and physiology. 5th ed. St. Louis, MO: Mosby- Elsevier; 2003.

Vann A, Dasher BG, Wiggers NH, Chesnut SK. Portal design in radiation therapy. 3rd ed. Augusta, GA: DWV Enterprises; 2013.

第 16 章

泌尿系统肿瘤

问题

1. 输尿管和血管进出肾脏的区域是____。
   - A. 肾单位
   - B. 肾门
   - C. 肾小盏
   - D. 肾窦

2. 幽门平面的下界是____。
   - A. T12
   - B. L1
   - C. L2
   - D. L3

3. 输尿管进入膀胱时穿过膀胱的哪个壁？
   - A. 上壁
   - B. 下壁
   - C. 前壁
   - D. 后壁

4. 膀胱位于哪个器官的后方？
   - A. 髂骨
   - B. 耻骨
   - C. 骶骨
   - D. 闭孔

5. 膀胱的淋巴结引流包括（选择所有正确的答案）____。
   - A. 髂内淋巴结
   - B. 主动脉旁淋巴结
   - C. 髂外淋巴结
   - D. 髂总淋巴结
   - E. 腹股沟淋巴结

6. 肾癌诊断的平均年龄是多少？
   - A. 45~50 岁
   - B. 50~55 岁
   - C. 55~60 岁
   - D. 60~65 岁

7. 以下哪一项不是肾癌的危险因素?
   A. 肥胖　　　　　　　　　　B. 吸烟
   C. 制革工人　　　　　　　　D. 饮酒

8. 下面哪项是肾癌的体征或症状?
   A. 血尿　　　　　　　　　　B. 夜尿
   C. 尿频　　　　　　　　　　D. 少尿

9. 以下哪项不是肾脏疾病远处转移的典型部位?
   A. 大脑　　　　　　　　　　B. 肝脏
   C. 肺　　　　　　　　　　　D. 骨

10. 以下哪种不是肾癌的治疗方式?
    A. 干扰素　　　　　　　　　B. 白细胞介素
    C. 肾切除术　　　　　　　　D. 经尿道膀胱肿瘤电切术(TURB)

11. 关于膀胱癌的流行病学,以下哪项是正确的?
    A. 女性比男性更常见　　　　B. 男性比女性更常见
    C. 是男性第四最常见的癌症　D. 更可能发生于年轻患者

12. 膀胱癌的主要症状是____。
    A. 无痛性血尿　　　　　　　B. 侧腹部痛
    C. 可触及的腹部肿块　　　　D. 泌尿道感染

13. 膀胱癌最常见的组织学类型是____。
    A. 腺癌　　　　　　　　　　B. 鳞状细胞癌
    C. 移行细胞癌　　　　　　　D. 透明细胞癌

14. 膀胱癌最常见的部位是____。
    A. 膀胱基底部　　　　　　　B. 膀胱三角区
    C. 膀胱顶部　　　　　　　　D. 膀胱后壁

15. 关于膀胱外照射治疗,以下哪项是正确的(选择所有正确的答案)?
    A. 通常联合化疗　　　　　　B. 四野照射
    C. 优选的治疗方式　　　　　D. GTV 的总剂量为 65~70 Gy
    E. 上界为 T10

16. 为了降低对正常结构的毒性,在对患者膀胱癌的加量照射治疗期间应该____。
    A. 充盈膀胱　　　　　　　　B. 排空膀胱

　　C. 充盈直肠　　　　　　　　D. 排空直肠

答案及解析

　　1. B。肾门是肾脏的中间凹陷区域,是输尿管和血管进出肾脏的部位。肾脏的功能单位是肾单位。肾脏的功能是过滤血液,排泄废物及形成尿液。

　　2. D。肾脏位于腹膜后,在脊柱的两侧(在 T12-L3 之间)。由于肝脏的挤压,右肾通常低于左侧。在 CT 扫描图像上,可以看到肾脏位于身体后方,椎体两侧,右肾位于肝脏的下方和左肾脾脏的下方。

　　3. D。输尿管连接肾脏和膀胱,并在膀胱三角区通过膀胱的后壁进入膀胱。输尿管的功能是将尿液从肾脏输送至膀胱。

　　4. B。膀胱是储存尿液的器官,它的大小和形状随着尿量的多少而改变。尿液经输尿管进入膀胱,经尿道离开膀胱,形成膀胱三角区。在 CT 扫描图像上,膀胱位于耻骨和直肠之间,盆腔的前部。

　　5. A,C 和 D。膀胱的淋巴结引流是盆腔淋巴结,包括髂内淋巴结、髂外淋巴结和髂总淋巴结。

　　6. C。每年有 54 000 例新发肾癌病例,诊断的平均年龄为 55~60 岁。肾癌在男性比女性更常见。

　　7. D。肾癌的危险因素包括吸烟、von Hippel-Lindau 综合征(VHL)、肥胖和职业因素,如制革工人和石油工人。

　　8. A。除血尿外,肾癌患者可能出现侧腹部疼痛。

　　9. A。肾癌可以直接侵犯下腔静脉,通过淋巴道或者远处转移至肺、骨和肝脏。

　　10. D。肾癌的主要治疗是手术(肾切除术)。也可以使用免疫治疗(干扰素、白细胞介素)。膀胱癌的主要治疗是经尿道膀胱肿瘤电切术(TURB)。

　　11. B 和 C。每年有 69 000 例新发的膀胱癌病例。膀胱癌在男性比女性更常见,是男性第四常见的癌症。膀胱癌的发病风险随着年龄增长而增加,也与吸烟、职业因素(橡胶和石油工人)、长期使用导尿管及血吸虫病有关。

　　12. A。除了大体肿瘤和无痛性血尿,其他体征和症状包括尿频和尿急，排尿困难和肾积水。

13. C。移行细胞癌是膀胱癌中最常见的组织类型。原位癌也很常见。

14. B。膀胱三角区位于膀胱底，以输尿管口与尿道内口为标记。

15. A，B 和 D。手术是膀胱癌的主要治疗方式，也可以使用放射治疗联合化疗（顺铂）。骨盆的四野照射范围包括膀胱和淋巴结，随后对膀胱进行加量照射。盆腔照射剂量为 45~50 Gy，局部加量至总剂量 65~70 Gy。

16. A。盆腔野放疗时应当排空膀胱，来减少照射的体积，而加量照射时应当充盈膀胱，来减少照射目标体积的同时将小肠排除在照射野外。放射治疗的急性副反应包括膀胱炎、腹泻和疲劳，而晚期副反应包括狭窄、纤维化和梗阻。

推荐读物

Deutsch I. Bladder. In: Chao KSC, Perez CA, Brady LW, editors. Radiation oncology management decisions. 3rd ed. Philadelphia, PA: Wolters Kluwer-Lippincott Williams and Wilkins; 2011a. p. 483–94.

Deutsch I. Upper urinary tract. In: Chao KSC, Perez CA, Brady LW, editors. Radiation oncology management decisions. 3rd ed. Philadelphia, PA: Wolters Kluwer-Lippincott Williams and Wilkins; 2011b. p. 469–82.

Khan MK, Tendulkar RD, Stephans KL, Ciezki JP. Genitourinary radiotherapy. In: Videtic GMM, Vassil AD, editors. Handbook of treatment planning in radiation oncology. New York, NY: Demos Medical Publishing; 2011. p. 117–42.

Kuban DA, Trad ML. Male reproductive and genitourinary tumors. In: Washington CM, Leaver D, editors. Principles and practice of radiation therapy. 3rd ed. St. Louis, MO: Mosby Elsevier; 2010. p. 823–65.

Madden M. Introduction of sectional anatomy. 2nd ed. Baltimore, MD: Wolters Kluwer-Lippincott Williams and Wilkins; 2008.

Thibodeau G, Patton K. Anatomy and physiology. 5th ed. St. Louis, MO: Mosby-Elsevier; 2003.

Vann A, Dasher BG, Wiggers NH, Chesnut SK. Portal design in radiation therapy. 3rd ed. Augusta, GA: DWV Enterprises; 2013.

第 17 章

男性生殖系统肿瘤

问题

1. 以下男性生殖系统器官中,能够生成精子的是_____。
   - A. 睾丸
   - B. 附睾
   - C. 精囊
   - D. 前列腺

2. 精囊位于前列腺_____。
   - A. 前方
   - B. 后方
   - C. 上方
   - D. 下方

3. 前列腺位于直肠_____,位于膀胱_____。
   - A. 前方,后方
   - B. 前方,下方
   - C. 上方,后方
   - D. 上方,下方

4. 前列腺的主要淋巴引流是_____。
   - A. 腹主动脉旁淋巴结
   - B. 腹股沟淋巴结
   - C. 髂总淋巴结
   - D. 闭孔淋巴结

5. 睾丸的主要淋巴引流是_____。
   - A. 腹主动脉旁淋巴结
   - B. 腹股沟淋巴结
   - C. 髂总淋巴结
   - D. 闭孔淋巴结

6. 以下哪项是睾丸癌发病的危险因素?
   - A. 年龄
   - B. 西班牙裔
   - C. 隐睾
   - D. 睾丸外伤史

7. 以下哪项肿瘤标记物有利于睾丸癌的诊断?
   - A. CA19-9
   - B. PSA

C. AFP
D. HER2/neu

8. 睾丸癌的主要治疗手段是____。

A. 手术
B. 化疗

C. 观察
D. 放射治疗

9. 睾丸癌放疗时,照射野上界是____。

A. T8
B. T10

C. T12
D. L2

10. 关于睾丸癌的放射治疗,下列不正确的是____。

A. 照射野必须包括手术瘢痕

B. 晚期毒性反应包括不育

C. 恶心、呕吐是常见的急性毒性反应

D. 减少单次剂量可以减轻急性毒性反应

11. 美国男性中,发病率最高的癌症是____。

A. 前列腺癌
B. 睾丸癌

C. 膀胱癌
D. 肾癌

12. 下列哪项不是前列腺癌的主要诊断手段?

A. 直肠指检(DRE)
B. 前列腺特异性抗原(PSA)

C. PET
D. 经直肠活检

13. 前列腺癌最常见的组织病理是____。

A. 移形细胞癌
B. 透明细胞癌

C. 腺癌
D. 鳞状细胞癌

14. 前列腺癌最容易发生转移的部位是____。

A. 肝
B. 骨

C. 肺
D. 脑

15. 下列哪项不是早期前列腺癌的治疗方式?

A. 大分割放疗
B. 根治性前列腺切除术

C. 近距离放疗
D. "狗腿"野 / "曲棍"野

16. 前列腺癌放疗若采用常规分割,则总剂量应达到____。

A. 78 Gy
B. 50.4 Gy

C. 66 Gy
D. 72 Gy

17. 前列腺癌调强放疗时，以下哪些属于危及器官?(选择所有正确的答案)?

　　A. 股骨头　　　　　　　　　B. 小肠

　　C. 直肠　　　　　　　　　　D. 膀胱

18. 前列腺癌近距离放疗可使用哪种放射性同位素?

　　A. Pd-103　　　　　　　　　B. Sm-93

　　C. I-121　　　　　　　　　　D. Au-43

19. 前列腺癌患者放疗过程中出现腹泻，可建议_____饮食。

　　A. 高纤维　　　　　　　　　B. 少渣

　　C. 高脂肪　　　　　　　　　D. 无麸质

答案及解析

　　1. A。睾丸能够生成精子,精子与女性卵子结合产生受精卵。附睾是精子成熟的场所,是精子生成通路中的重要环节。精囊能够分泌参与精液组成的碱性液体。前列腺的分泌物也是精液的组成部分。

　　2. C。精囊是位于前列腺上方,膀胱和直肠之间的腺体。在 CT 图像上,精囊位于前列腺上方、膀胱后方及直肠前方。

　　3. B。前列腺位于直肠前方、膀胱下方、耻骨联合后方,并包绕尿道。在 CT 图像上,其软组织结构位于膀胱底及直肠之间,在膀胱未出现层面难以识别,而尿路造影有助于辨别。

　　4. D。前列腺的主要淋巴引流经闭孔淋巴结。然后经下腹部髂内、髂外及髂总淋巴结引流。

　　5. A。腹主动脉旁淋巴结是睾丸的主要淋巴引流。同侧盆腔淋巴结也可能受侵。

　　6. C。隐睾史(发育过程中睾丸未下降)是睾丸癌发病的危险因素之一。睾丸癌在高加索人种及年轻男性中更常见。睾丸癌常表现为自查发现的无痛性睾丸肿块。

　　7. C。除超声和 CT 外,甲胎蛋白(AFP)有助于睾丸癌的诊断。

　　8. A。外科手术是睾丸癌的主要治疗手段,所有患者均应行睾丸切除术。精原细胞瘤患者应行术后淋巴引流区放疗,非精原细胞瘤应行术后化疗(顺铂)。

9. B。睾丸癌的放射治疗,通常在仰卧位下采用腹主动脉旁照射野或
"狗腿"野/"曲棍"野(照射腹主动脉旁淋巴结及同侧盆腔淋巴结)。其边
界如下:

上界:T10。

下界:L4-L5(腹主动脉旁照射野);坐骨结节末端("狗腿"野)。

中线:9~10 cm 宽,"狗腿"野/"曲棍"野在 L4 水平成角。

10. A。睾丸癌的放疗照射野不需要包括手术瘢痕。阴囊挡铅可降低
睾丸的散射剂量。25~30 Gy 的处方剂量中,减少单次剂量可以减轻急性毒
性反应。急性毒性反应包括恶心、呕吐(需使用止吐药物)、骨髓抑制及精
子数量减少。晚期毒性反应包括不育,因此应建议患者治疗前至精子库保
存精子。

11. A。每年约有 200 000 新发前列腺癌患者。在美国男性中,前列腺
癌是最常见的恶性肿瘤,占癌症死亡原因的第二位。非洲裔美国人的发病
率高于白种人。此外,发病率也与年龄、家族史相关。

12. C。除直肠指检、PSA 及经直肠活检外,盆腔 CT 和骨扫描也是前列
腺癌诊断的常用手段。

13. C。前列腺癌最常见的组织病理类型是腺癌。Gleason 评分提示肿
瘤的分级。

14. B。前列腺癌可直接侵犯精囊、膀胱和直肠,可沿淋巴引流途径转
移至闭孔淋巴结、髂内淋巴结、髂外淋巴结和髂总淋巴结,容易血行转移
至骨。

15. D。早期前列腺癌的治疗有多种选择,包括手术(根治性前列腺切
除术)、放射治疗(外照射或近距离放疗)或观察。可以加用内分泌治疗(抗
雄激素药物),如亮丙瑞林、比卡鲁胺、甲地孕酮。

16. A。前列腺癌的放疗通常采用 IMRT 技术,6~7 野,照射部位为前列
腺及精囊腺,照射剂量为 78 Gy。若需要照射盆腔淋巴引流区,则先给予 4
野盆腔野照射至 45 Gy 后,前列腺局部加量至 78 Gy。

17. A,C 和 D。仅照射前列腺时,危及器官包括直肠、膀胱及股骨头。
当照射盆腔引流区时,危及器官应同时包括小肠。可采用俯卧位来减少小
肠受照体积。

18. A。近距离放疗通常使用放射性同位素,包括 I-125 及 Pd-103。

19. B。接受盆腔放疗的前列腺癌患者建议少渣饮食以减少腹泻的发生。

推荐读物

Deutsch I. Prostate. In: Chao KSC, Perez CA, Brady LW, editors. Radiation oncology management decisions. 3rd ed. Philadelphia, PA: Wolters Kluwer-Lippincott Williams and Wilkins; 2011a. p. 495–521.

Deutsch I. Testis. In: Chao KSC, Perez CA, Brady LW, editors. Radiation oncology management decisions. 3rd ed. Philadelphia, PA: Wolters Kluwer-Lippincott Williams and Wilkins; 2011b. p. 523–37.

Khan MK, Tendulkar RD, Stephans KL, Ciezki JP. Genitourinary radiotherapy. In: Videtic GMM, Vassil AD, editors. Handbook of treatment planning in radiation oncology. New York: Demos Medical Publishing; 2011. p. 117–42.

Kuban DA, Trad ML. Male reproductive and genitourinary tumors. In: Washington CM, Leaver D, editors. Principles and practice of radiation therapy. 3rd ed. St. Louis, MO: Mosby Elsevier; 2010. p. 823–65.

Madden M. Introduction of sectional anatomy. 2nd ed. Baltimore, MD: Wolters Kluwer-Lippincott Williams and Wilkins; 2008.

Thibodeau G, Patton K. Anatomy and physiology. 5th ed. St. Louis, MO: Mosby-Elsevier; 2003.

Vann A, Dasher BG, Wiggers NH, Chesnut SK. Portal design in radiation therapy. 3rd ed. Augusta, GA: DWV Enterprises; 2013.

第 18 章

女性生殖系统肿瘤

问题

1. 女性生殖系统最重要的器官是＿＿＿。
   - A. 输卵管
   - B. 卵巢
   - C. 子宫
   - D. 阴道

2. 子宫位于＿＿＿后方。
   - A. 闭孔
   - B. 直肠
   - C. 腹主动脉
   - D. 膀胱

3. 在月经期间，子宫的哪一层脱落？
   - A. 子宫内膜
   - B. 子宫肌层
   - C. 壁腹膜
   - D. 月经期间都脱落

4. 子宫位于最下的部位是＿＿＿。
   - A. 宫颈
   - B. 子宫底
   - C. 子宫体
   - D. 阴道

5. 位于阴道后方的结构是＿＿＿。
   - A. 膀胱
   - B. 直肠
   - C. 大阴唇
   - D. 小阴唇

6. 外阴的淋巴主要引流至＿＿＿。
   - A. 主动脉旁淋巴结
   - B. 腹股沟淋巴结
   - C. 闭孔淋巴结
   - D. 髂外淋巴结

7. 女性哪种激素促进乳房初始导管发育？
   - A. 雌激素
   - B. 催乳素

　　C. 黄体酮　　　　　　　　　　　D. 催产素

8. 腋窝 2 组淋巴结位于____。

　　A. 胸小肌上方　　　　　　　　　B. 胸骨侧方

　　C. 胸小肌下方　　　　　　　　　D. 胸小肌侧下方

9. 每年哪种妇科肿瘤导致的死亡人数最多?

　　A. 子宫内膜癌　　　　　　　　　B. 阴道癌

　　C. 卵巢癌　　　　　　　　　　　D. 外阴癌

10. 以下哪项是子宫颈癌的危险因素?

　　A. HPV　　　　　　　　　　　　B. BRCA 基因

　　C. 妊娠期宫内使用己烯雌酚(DES)　　D. 月经初潮早

11. 最常见的妇科肿瘤是____。

　　A. 子宫癌　　　　　　　　　　　B. 宫颈癌

　　C. 卵巢癌　　　　　　　　　　　D. 外阴癌

12. 哪种妇科肿瘤会出现腹水?

　　A. 子宫癌　　　　　　　　　　　B. 宫颈癌

　　C. 卵巢癌　　　　　　　　　　　D. 外阴癌

13. 巴氏涂片用于哪种癌症的检测?

　　A. 子宫癌　　　　　　　　　　　B. 宫颈癌

　　C. 卵巢癌　　　　　　　　　　　D. 阴道癌

14. 哪种肿瘤标记物可以用于卵巢癌?

　　A. PSA　　　　　　　　　　　　B. CA-125

　　C. CEA　　　　　　　　　　　　D. CA 19-9

15. 子宫内膜癌最常见的组织学类型是什么?

　　A. 透明细胞癌　　　　　　　　　B. 鳞状细胞癌

　　C. 腺癌　　　　　　　　　　　　D. 小细胞癌

16. 对于卵巢癌的治疗,下列哪一项不正确?

　　A. 使用碘 131 冲洗液冲洗腹膜腔

　　B. 全腹腔照射野上界右侧更高

　　C. 全腹腔照射时需采部分肾脏、肝脏挡铅

　　D. 术后使用顺铂和环磷酰胺

17. 以下哪项不是子宫颈癌的体征或症状?
    A. 性交后出血　　　　　　　　B. 性交痛
    C. 阴道溢液　　　　　　　　　D. 瘙痒

18. 宫颈的淋巴液主要引流至____。
    A. 闭孔淋巴结　　　　　　　　B. 腹股沟淋巴结
    C. 主动脉旁淋巴结　　　　　　D. 淋巴转移不常见

19. 以下哪一项不是宫颈癌的治疗选择?
    A. 串列和卵形近距离放射疗法
    B. 全子宫双附件切除术(TAHBSO)
    C. 盆腔外照射放疗
    D. 全腹腔照射

20. 子宫内膜癌最常见的体征或症状是____。
    A. 阴道异常出血　　　　　　　B. 阴道异常分泌物
    C. 盆腔疼痛　　　　　　　　　D. 性交痛

21. 妇科肿瘤患者盆腔放疗时,哪个不是危及器官?
    A. 膀胱　　　　　　　　　　　B. 小肠
    C. 肝脏　　　　　　　　　　　D. 直肠

22. 盆腔外照射放疗远期毒性反应不包括下列哪项?
    A. 腹泻　　　　　　　　　　　B. 盆腔纤维化
    C. 盆腔狭窄　　　　　　　　　D. 肠炎

23. 子宫内膜癌远处转移的常见器官是____。
    A. 子宫颈　　　　　　　　　　B. 髂外淋巴结
    C. 肺　　　　　　　　　　　　D. 膀胱

24. 阴道癌最典型的组织学类型是____。
    A. 透明细胞　　　　　　　　　B. 鳞状细胞
    C. 腺癌　　　　　　　　　　　D. 上皮癌

25. 以下哪种技术不用于治疗宫颈癌?
    A. 同步放化疗　　　　　　　　B. 组织间插植近距离放射治疗
    C. 全腹放射疗法　　　　　　　D. 全盆腔放射疗法

26. 外阴癌主要转移到____。
    A. 腹股沟浅淋巴结　　　　　　B. 主动脉旁淋巴结

C. 髂总淋巴结　　　　　　　　　　D. 股淋巴结

27. 女性最常见的恶性肿瘤是＿＿。

　　A. 子宫内膜癌　　　　　　　　　B. 宫颈癌

　　C. 乳腺癌　　　　　　　　　　　D. 外阴癌

28. 关于乳腺癌进展的风险，以下哪一项是正确的？

　　A. 年轻患者的风险较高　　　　　B. 绝经后期患者的风险较低

　　C. 家族史没有影响　　　　　　　D. 月经初潮晚的患者风险较低

29. 以下哪一种不是乳腺癌的常见症状或体征？

　　A. 无痛性可触及的肿块　　　　　B. 锁骨上淋巴结肿大

　　C. 皮肤改变（橘皮样变）　　　　D. 乳头回缩或溢液

30. 乳腺癌最常见的组织学类型是＿＿。

　　A. 浸润性导管癌　　　　　　　　B. 导管内原位癌

　　C. 小叶癌　　　　　　　　　　　D. 炎性乳腺癌

31. 以下哪一项不是常规检测乳腺癌的方法？

　　A. 乳腺自检　　　　　　　　　　B. 乳房 X 光检查（钼靶检查）

　　C. 胸腹 CT　　　　　　　　　　D. 超声

32. 以下哪一项不是乳腺癌常见的远处转移部位？

　　A. 肺　　　　　　　　　　　　　B. 骨

　　C. 脑　　　　　　　　　　　　　D. 肌肉

33. 以下哪项被用于乳腺癌的激素治疗？

　　A. 他莫昔芬　　　　　　　　　　B. 醋酸亮丙瑞林

　　C. 比卡鲁胺　　　　　　　　　　D. 香豆素

34. 腋窝后补量照射野通常被用来增加哪组淋巴结的照射剂量？

　　A. 1 组腋窝淋巴结　　　　　　　B. 2 组腋窝淋巴结

　　C. 3 组腋窝淋巴结　　　　　　　D. 锁骨上淋巴结

35. 关于乳腺癌的放射治疗，下列哪项是不正确的？

　　A. 内乳淋巴结通常包括在深切线野内

　　B. 乳房肿瘤切除术术后仅用电子线照射

　　C. 患者可以仰卧或俯卧在斜板上

　　D. 左侧乳腺癌患者接受放射治疗时可能需要屏住呼吸

36. 乳房切线野的下界是____。

    A. 第五肋间   B. 乳腺组织下 1.5 cm

    C. 第一肋间   D. 腋中线

37. 下列关于乳腺癌患者锁骨上淋巴结的照射,不正确的是____。

    A. 机头向患侧倾斜 10°~15°   B. 下界半野照射

    C. 内界在体中线旁 1 cm   D. 外侧界为肱骨头中线

38. 关于乳腺癌放疗,下列哪一项不能准确描述剂量和分割方式?

    A. 乳腺和淋巴组织照射剂量为 45~60 Gy

    B. 如果加量,肿瘤治疗的总剂量为 60~66 Gy

    C. 剂量可超分割

    D. 部分乳房放射可以通过近距离放射治疗实现

39. 对乳房进行放射治疗后,皮肤的晚期毒性反应是什么?

    A. 毛细血管扩张   B. 红斑

    C. 炎症   D. 湿性脱屑

40. 关于乳腺癌的预后,哪项是正确的?

    A. 总生存率为 89%

    B. 激素表达阴性的患者有更好的预后

    C. 淋巴结状态对无病生存率无影响

    D. 诊断时人为增加的肿瘤大小会改善预后

41. 以下哪项是乳腺癌的危险因素(选择所有正确的答案)?

    A. 年龄增加   B. 绝经晚

    C. Von Hippel Lindau 病   D. 家族史

    E. EB 病毒

42. 近程治疗通常不用于治疗____。

    A. 早期卵巢癌   B. 乳腺癌

    C. 宫颈癌   D. 子宫内膜癌

答案及解析

1. B。卵巢是生殖系统最重要的器官,并且产生卵子,并在排卵期间释放。

2. D。子宫呈梨形,位于膀胱后方和直肠前方。

3. A。子宫作为生殖道,是受精部位,若发生受精后子宫也是植入部位。如果不发生受精,月经期间子宫内膜层脱落。

4. A。子宫包括底(上部)、体(中间部分)和颈(下部)三部分。子宫颈内口开口于子宫体,而子宫颈外口开口于阴道。子宫主要血液供应来自子宫动脉,是髂内动脉的一分支。子宫动脉和其他结构一起由子宫阔韧带固定。

5. B。阴道位于直肠前,膀胱后,以及大阴唇和小阴唇之间。阴道穹隆是阴道与宫颈相交的区域。如果不使用不透 X 线的标记物,阴道壁很难在 CT 图像上显示。

6. B。外阴和其他外生殖器淋巴液引流至位于腹股沟的腹股沟淋巴结。女性生殖系统的其他器官淋巴引流伴随盆腔血管走行,先到达内外髂链,然后到达髂总淋巴结,最后到达主动脉旁淋巴结。

7. A。雌激素促进最初导管的发育,而黄体酮使发育进一步完成。催乳素和催产素在婴儿出生后释放,刺激乳汁分泌和排出。

8. C。乳腺主要的淋巴结包括腋窝淋巴结,分 3 组。1 组于胸小肌下外侧,2 组位于胸小肌下方,3 组位于胸小肌上方,邻近肩胛骨喙突。内乳淋巴结也可受累,它的位置很浅表,位于胸骨侧。

9. C。卵巢癌是第二大最常见的妇科肿瘤,但却是每年导致死亡最多的妇科肿瘤。

10. A。HPV 感染、性伴侣数量多和社会经济水平低都是子宫颈癌的危险因素。不孕或晚孕、绝经晚、BRCA + 和高脂肪饮食是卵巢癌的危险因素。妊娠期子宫内使用 DES 增加了阴道透明细胞癌的发生风险。月经初潮早与子宫内膜癌有关。

11. A。每年大约有 39 000 例新发子宫癌患者。外阴和阴道癌是最不常见的。

12. C。卵巢癌早期一般无症状,患者晚期常出现腹痛、腹水、腹胀等。

13. B。其他用于检测和诊断宫颈癌的检查包括盆腔检查、阴道镜检查及活检,以及盆腔 CT 和 MRI。

14. B。肿瘤标记物 CA-125 用于诊断和检测卵巢癌。

15. C。腺癌是子宫内膜癌最常见的组织学类型。子宫颈、阴道和外阴的癌症通常是鳞状细胞癌,而卵巢癌本质上是生殖细胞癌。

16. A。卵巢癌的治疗包括手术和术后化疗(顺铂和环磷酰胺),P32 冲洗腹腔和全腹放射治疗(尽管很少使用)。全腹放射治疗通过 AP / PA 野给予 25~28 Gy 的总剂量,使用以下边界:

- 上界:膈肌上 2 cm(因为肝脏右侧高)。
- 下界:闭孔底部。
- 侧面:包括腹膜,不包括光整的皮肤。
- 部分肾和肝区可能需要挡铅。

17. D。子宫颈癌也可以是无症状的,通过巴氏涂片发现。瘙痒在外阴癌患者中很常见。

18. A。宫颈癌的淋巴主要引流到闭孔和髂内淋巴结。宫颈癌直接侵犯到邻近组织,如宫旁组织、膀胱和直肠。宫颈癌可远处转移到肺、主动脉旁淋巴结、骨骼和肝脏。

19. D。宫颈癌的治疗包括针对 1 期病变的 TAHBSO+ 阴道闭塞近距离治疗或 T&O 近距离单纯放疗。2~4 期病变经常用盆腔放疗 + 化疗(顺铂)与近距离加量放射治疗。

20. A。阴道异常出血是子宫内膜癌最常见的表现,虽然患者有时也会出现阴道异常分泌物和盆腔疼痛。

21. C。当用盆腔四野照射时,危及器官包括膀胱、直肠、小肠、股骨头、卵巢和肾脏。患者可以俯卧于腹板上以减少小肠照射剂量。在近距离放射治疗时在射野中线加入挡块。

22. A。妇科肿瘤盆腔放疗时急性毒性反应包括腹泻、皮肤变化、乏力、泌尿系统症状和骨髓抑制。晚期毒性反应包括纤维化、狭窄、瘘管和肠炎。

23. C。子宫内膜癌直接侵犯宫旁组织、宫颈、阴道、膀胱和直肠。淋巴道转移是通过髂内、髂外淋巴结,远处转移可到肺和肝。

24. B。阴道癌的典型组织学类型是鳞状细胞癌。

25. C。全腹放疗是治疗卵巢癌而非宫颈癌。

26. A。外阴的淋巴液主要引流到腹股沟浅淋巴结。

27. C。乳腺癌是女性最常见的癌症,每年有 182 000 例新发病例。最常见的部位是左侧乳腺外上象限。

28. D。乳腺癌的危险因素包括年龄(发病率随着年龄的增加而增加)、家族史(BRCA1 和 BRCA2 基因)、月经初潮早、绝经晚(雌激素和孕激素

相关)和既往胸部受照射史。

29. B。许多乳腺癌常无症状,乳房 X 线检查时才发现。

30. A。乳腺癌最常见的组织学类型是浸润性导管癌。

31. C。通常使用乳房自检和乳房 X 线检查。MRI 可用于致密型乳房。超声有助于区分乳房囊肿和肿块。此外,可以使用细针抽吸或空心针活检来获得组织用于病理学检查。ER/PR 状态和 Her2 基因也会进行评估。

32. D。乳腺癌可以远处转移到脑、肺和骨。

33. A。除了手术、化疗和放射治疗之外,激素治疗可以用于治疗乳腺癌。他莫昔芬和赫赛汀是两种常用的激素疗法。

34. C。放疗野通常包括内侧和外侧切线野,可能有锁骨上和腋窝后野,以及肿块切除瘤床加量。当患者具有四个或更多个阳性淋巴结或包膜外侵犯时,需要增加锁骨上野。当第 3 组腋窝淋巴结未获得足够剂量,或患者具有淋巴结外病变时,使用 PAB 野。

35. B。虽然内乳淋巴结通常包括在深切线野中,但它们也可以用单独的电子线射野治疗。肿块切除术后瘤床区通常用电子线加量照射,但是现在由于 3D 治疗计划应用也可以用光子治疗。除了外照射治疗之外,组织间插植近距离放射治疗或加速部分乳房放疗(APBI)通常用于早期疾病。

36. B。切线野边界如下:

上界:第一肋间。

下界:在乳房组织下方 1.5 cm(可以在模拟时使用线来识别成像时乳房组织的位置)。

内侧:体中线。

外侧:腋中线。

37. A。对于锁骨上射野,机头向患侧偏离 10° ~15° 以避免食管和脊髓受照射。边界如下:

上界:没有达光整的皮肤。

下界:与切线野上界匹配,半野阻挡来匹配散射。

内侧:超过中线 1 cm。

外侧:肱骨头中线。

38. C。乳腺和淋巴结治疗的剂量为 45~60 Gy,并可能不需要加量至总剂量为 60~66 Gy。剂量可以大分割。近距离放射疗法在早期病变应用。

39. A。乳腺癌放射治疗时,危及器官包括肺、心脏、食管、肱骨头、脊髓、臂丛神经和对侧乳房。急性毒性反应包括皮肤反应、乏力和食管炎,而晚期毒性反应包括毛细血管扩张、肺炎、心脏病和臂丛神经病变。

40. A。乳腺癌的总体生存率约 89%。影响预后的因素包括:淋巴结状态、组织学、分级、肿瘤大小和激素状态(阴性有更坏的预后)。

41. A,B 和 D。乳腺癌的危险因素包括年龄的增加、增加的雌激素暴露(未孕,月经初潮早、绝经晚)和家族史(与 BRCA1 和 BRCA2 基因相关)。

42. A。近距离放射治疗用于治疗乳腺癌、宫颈癌和子宫内膜癌。

推荐读物

Guo S, Juliano JJ. Gynecologic radiotherapy. In: Videtic GMM, Vassil AD, editors. Handbook of treatment planning in radiation oncology. New York: Demos Medical Publishing; 2011. p. 143–56.

Madden M. Introduction of sectional anatomy. 2nd ed. Baltimore, MD: Wolters Kluwer-Lippincott Williams and Wilkins; 2008.

Patel P, Wernicke AG. Uterine cervix. In: Chao KSC, Perez CA, Brady LW, editors. Radiation oncology management decisions. 3rd ed. Philadelphia, PA: Wolters Kluwer-Lippincott Williams and Wilkins; 2011a. p. 555–78.

Patel P, Wernicke AG. Endometrium. In: Chao KSC, Perez CA, Brady LW, editors. Radiation oncology management decisions. 3rd ed. Philadelphia, PA: Wolters Kluwer-Lippincott Williams and Wilkins; 2011b. p. 579–90.

Thibodeau G, Patton K. Anatomy and physiology. 5th ed. St. Louis, MO: Mosby-Elsevier; 2003.

Uschold GM, Anderson JE. Gynecological tumors. In: Washington CM, Leaver D, editors. Principles and practice of radiation therapy. 3rd ed. St. Louis, MO: Mosby Elsevier; 2010. p. 803–22.

Uschold GM, Zhang H. Breast cancer. In: Washington CM, Leaver D, editors. Principles and practice of radiation therapy. 3rd ed. St. Louis, MO: Mosby Elsevier; 2010. p. 866–94.

Vann A, Dasher BG, Wiggers NH, Chesnut SK. Portal design in radiation therapy. 3rd ed. Augusta, GA: DWV Enterprises; 2013.

Vassil AD, Tendulkar RD. Breast radiotherapy. In: Videtic GMM, Vassil AD, editors. Handbook of treatment planning in radiation oncology. New York: Demos Medical Publishing; 2011. p. 67–84.

Wernicke AG. Ovary and fallopian tube. In: Chao KSC, Perez CA, Brady LW, editors. Radiation oncology management decisions. 3rd ed. Philadelphia, PA: Wolters Kluwer-Lippincott Williams and Wilkins; 2011a. p. 591–608.

Wernicke AG. Vagina. In: Chao KSC, Perez CA, Brady LW, editors. Radiation oncology management decisions. 3rd ed. Philadelphia, PA: Wolters Kluwer-Lippincott Williams and Wilkins; 2011b. p. 609–22.

Wernicke AG. Vulva. In: Chao KSC, Perez CA, Brady LW, editors. Radiation oncology management decisions. 3rd ed. Philadelphia, PA: Wolters Kluwer-Lippincott Williams and Wilkins; 2011c. p. 623–38.

第 19 章

肿瘤学回顾

问题

1. 关于白血病,下列哪项是正确的?

　A. 急性髓细胞白血病是儿童白血病的主要亚型

　B. 慢性白血病比急性白血病更常见

　C. 电离辐射暴露是发生白血病的危险因素之一

　D. 急性淋巴细胞白血病多发生于 40 岁以上人群

2. 白血病通常表现为血小板减少症,症状表现为(选择所有正确的答案)____。

　A. 淤斑　　　　　　　　　　B. 脱发

　C. 鼻出血　　　　　　　　　D. 水肿

3. 以下哪项不是诊断白血病的主要检查手段?

　A. 血细胞计数　　　　　　　B. 骨髓活检

　C. 免疫组织学检查　　　　　D. MRI

4. CML 代表____。

　A. Chronic myelogenous leukemia

　B. Consistent myelogenous leukemia

　C. Chronic myeloid leukemia

5. 关于白血病的化学药物治疗,下列哪项是正确的(选择所有正确的答案)?

　A. 化疗没有用,因为白血病是一种局部疾病

B. 分为诱导、巩固和维持 3 个阶段治疗

C. 它是白血病的主要治疗手段

D. 它只用于姑息治疗患者

6. 自体骨髓移植是指骨髓供体为____。

A. 患者　　　　　　　　　　　B. 同卵双胞胎

C. 有血缘关系的亲属　　　　　D. 无血缘关系的捐赠者

7. 关于骨髓移植前的全身照射(TBI)，下列哪项是正确的(选择所有正确的答案)？

A. 患者每天治疗两次　　　　　B. 为远距离照射

C. 头、肺和足需要防护　　　　D. 放疗总剂量为 18 Gy

E. 患者通常接受中性粒细胞减少症的预防措施

8. 当急性淋巴细胞白血病中枢神经系统受侵患者接受全脑照射时，照射野的下界通常为____。

A. C1　　　　　　　　　　　　B. C2

C. 外耳道　　　　　　　　　　D. 枕髁

9. 霍奇金淋巴瘤的发病率为____。

A. 高发于 25~30 岁人群　　　B. 老年人群发病率高

C. 发病年龄为双峰分布　　　　D. 以上均正确

10. 下列哪种病毒与霍奇金淋巴瘤的发病有关？

A. HPV　　　　　　　　　　　B. EB

C. HIV　　　　　　　　　　　D. HHV-8

11. 以下哪项不是 B 症状表现？

A. 夜间盗汗　　　　　　　　　B. 发热

C. 淤斑　　　　　　　　　　　D. 体重下降

12. 霍奇金淋巴瘤最常见的亚型是什么？

A. 混合细胞型　　　　　　　　B. 结节硬化型

C. 淋巴细胞为主型　　　　　　D. 淋巴细胞减少型

13. 病理上，____的存在可作为霍奇金淋巴瘤的诊断依据。

A. P53 突变　　　　　　　　　B. Reed-Sternberg 细胞

C. NK 细胞　　　　　　　　　D. 颗粒淋巴细胞

14. ＿＿＿分期系统最常用于描述霍奇金淋巴瘤的侵犯程度。

    A. Ann Arbor   B. Duke

    C. FIGO   D. Clarke

15. 与非霍奇金淋巴瘤不同,霍奇金淋巴瘤的扩散方式为＿＿＿的。

    A. 任意   B. 连续

    C. 随机   D. 无差别

16. 霍奇金淋巴瘤的治疗可能包括以下所有情况,除外＿＿＿。

    A. MOPP 方案化疗   B. 白介素

    C. 累及野的放射治疗   D. AVBD 方案化疗

17. 斗篷野的下界通常为＿＿＿。

    A. T4   B. T7

    C. T10   D. L1

18. 以下哪项可能是斗篷野照射的远期毒性(选择所有正确的答案)?

    A. 继发性恶性肿瘤   B. 骨髓抑制

    C. 吞咽困难   D. 甲状腺功能减退

19. 关于倒 Y 照射野,下列哪项不正确?

    A. 下界是 L4 / L5 间隙

    B. 需要对患者的生殖器官进行防护或移位

    C. 根据病灶的大小不同,放疗剂量为 20~36 Gy

    D. 射野宽度为 8~10 cm

20. 采用倒 Y 野照射时,危及器官包括(选择所有正确的答案)＿＿＿。

    A. 卵巢   B. 肝脏

    C. 肾脏   D. 脾

    E. 大肠

21. 关于非霍奇金淋巴瘤,下列哪项是错误的?

    A. 诊断时的平均年龄为 65 岁

    B. 发病与职业和环境暴露有关

    C. 在美国,非霍奇金淋巴瘤比霍奇金淋巴瘤发病率低

    D. 电离辐射暴露是发病的危险因素之一

22. 以下哪项不是非霍奇金淋巴瘤的常见部位?

    A. 中枢神经系统   B. 胃肠道器官

C. 韦氏环　　　　　　　　　　D. 卵巢

23. 下列哪些化疗药物通常用于治疗非霍奇金淋巴瘤?

    A. CHOP　　　　　　　　　　B. 顺铂

    C. 阿霉素　　　　　　　　　　D. 博来霉素

24. 关于甲状腺癌,以下哪项是正确的?

    A. 男性更常见　　　　　　　　B. 可以由辐射暴露引起

    C. 占所有癌症的 12%　　　　　D. 是发病率最低的内分泌肿瘤

25. 以下所有检查手段均用于甲状腺肿瘤的诊断,除外＿＿＿。

    A. PET　　　　　　　　　　　B. 超声

    C. 甲状腺功能检测　　　　　　D. 细针穿刺

26. 哪种组织学类型的甲状腺癌最具侵袭性?

    A. 未分化癌　　　　　　　　　B. 乳头状癌

    C. 滤泡癌　　　　　　　　　　D. 髓样癌

27. 哪种组织学类型的甲状腺癌最容易远处转移至骨和肺?

    A. 未分化癌　　　　　　　　　B. 乳头状癌

    C. 滤泡癌　　　　　　　　　　D. 髓样癌

28. 哪种同位素被用于治疗甲状腺癌?

    A. I-125　　　　　　　　　　　B. Pd-103

    C. I-131　　　　　　　　　　　D. Sr-90

29. 关于垂体肿瘤,下列哪项是不正确的?

    A. 患者经常表现为激素水平的改变

    B. 肿瘤可引起头痛和视觉变化

    C. MRI 是主要的诊断工具

    D. 肿瘤通常是恶性的

30. 哪种技术不常作为垂体瘤的治疗手段?

    A. 拉弧放射治疗,总剂量为 45~50.4 Gy

    B. IMRT 治疗,总剂量为 20~25 Gy

    C. SRS,总剂量为 15~25 Gy

    D. 经蝶窦垂体切除术

31. 如果用外照射治疗垂体肿瘤,哪些结构被视为危及器官(选择所有正确的答案)?

    A. 视神经　　　　　　　　　B. 脊髓

    C. 眼睛晶状体　　　　　　　D. 大脑

    E. 下颌骨

32. 每年诊断的皮肤癌患者约____例。

    A. 10 000　　　　　　　　　B. 100 000

    C. 1 000 000　　　　　　　 D. >1 000 000

33. 以下哪些是皮肤癌的发病危险因素(选择所有正确的答案)?

    A. 日光暴露　　　　　　　　B. 肤色白皙

    C. 饮酒　　　　　　　　　　D. 皮肤癌病史

34. 以下哪一项不是皮肤癌的症状或体征?

    A. 不对称的皮肤损伤

    B. 不愈合的伤口

    C. 面积随时间无明显变化的皮肤损伤

    D. 伴有不规则色素沉着的皮肤损伤

35. 哪种组织学类型的皮肤癌一旦经过活检初步诊断后,需要进一步完整的检查?

    A. 黑色素瘤

    B. 鳞状细胞癌

    C. 基底细胞癌

    D. 以上所有都需要进一步完整的检查

36. 哪种组织学类型的皮肤癌最常见?

    A. 黑色素瘤　　　　　　　　B. 鳞状细胞癌

    C. 基底细胞癌　　　　　　　D. Merkel 细胞癌

37. 免疫治疗已被用于治疗哪种组织类型的皮肤癌?

    A. 黑色素瘤　　　　　　　　B. 鳞状细胞癌

    C. 基底细胞癌　　　　　　　D. Merkel 细胞癌

38. 哪种手术是指皮肤逐层被移除,直到没有癌症细胞存在?

    A. Moh 手术　　　　　　　　B. Whipple 技术

    C. 切取活检　　　　　　　　D. Halstead 外科手术

39. 关于皮肤基底细胞癌的放射治疗,以下哪项描述不准确?

    A. 可以采用电子线治疗　　　　　B. 放疗射野为病变外扩 3~4 cm

    C. 总剂量为 50~60 Gy　　　　　D. 挡铅被用来阻挡反向散射线

40. 哪种皮肤变化是晚期毒性反应?

    A. 红斑　　　　　　　　　　　　B. 纤维化

    C. 湿性脱屑　　　　　　　　　　D. 干性脱皮

41. 以下哪项准确描述了原发骨肿瘤的流行病学和病因(选择所有正确的答案)?

    A. 为常见恶性肿瘤,年新发患者数为 24 000 例

    B. 男性比女性更常见

    C. 常见于 50 岁以上人群

    D. 与遗传有关

    E. 可以归因于在儿童时期的快速增长

42. 原发性骨肿瘤的最常见表现是____。

    A. 疼痛伴或不伴有肿胀　　　　　B. 无症状的四肢肿块

    C. 肢体水肿　　　　　　　　　　D. 手脚的神经病变

43. X 线片可能显示成骨或溶骨性肿瘤,以下哪项未准确描述病变?

    A. 成骨性病变在 X 线片上显示为白色

    B. 成骨性病变指肿瘤病变部位在正常骨组织基础上的异常骨形成

    C. 溶骨性病变在 X 线片上显示为黑色

    D. 溶骨性病变指肿瘤病变部位在正常骨组织基础上的异常骨形成

44. 如果怀疑原发性骨肿瘤,哪项诊断方法不通常被推荐为后续检查手段?

    A. MRI　　　　　　　　　　　　B. 骨扫描

    C. CEA 肿瘤标记物　　　　　　　D. 活检

45. 原发性骨肿瘤中哪种组织学类型最常见?

    A. 纤维肉瘤　　　　　　　　　　B. 转移性骨肿瘤

    C. 骨肉瘤　　　　　　　　　　　D. 多发性骨髓瘤

46. 骨肉瘤最好发的部位是____。

    A. 长骨骨干　　　　　　　　　　B. 扁平骨干骺端

    C. 籽骨骨干　　　　　　　　　　D. 长骨干骺端

47. 以下哪项是原发性骨肿瘤常见的复发方式?

    A. 局部复发   B. 脑转移

    C. 淋巴转移到腹主动脉旁淋巴结   D. 以上所有

48. 哪种治疗常被用于治疗原发性骨肿瘤?

    A. 手术和术后放射治疗   B. 同步放化疗

    C. 新辅助化疗和手术   D. 单纯放射治疗

49. 当采用外照射治疗骨肿瘤时,下列哪项描述最准确?

    A. 30 Gy/10 次可能用于原发性骨肿瘤

    B. IORT 放疗技术可能被采用

    C. 整个肢体必须在治疗野内,包括瘢痕和内外侧面皮肤

    D. A 和 C

    E. B 和 C

50. 下列哪一项不是肢体外照射的晚期毒性反应?

    A. 红斑   B. 生长异常

    C. 病理性骨折   D. 继发性恶性肿瘤

51. 软组织肉瘤通常发生在____。

    A. 20~30 岁   B. 30~40 岁

    C. 40~50 岁   D. 50~60 岁

52. 卡波西肉瘤与哪种病毒有关?

    A. EB   B. HIV

    C. HCV   D. HPV

53. 软组织肉瘤可以由以下因素引起,除外____。

    A. 遗传因素   B. 辐射暴露

    C. 既往化疗   D. 外伤

54. 软组织肉瘤最常见的症状或体征是什么?

    A. 四肢疼痛,伴或不伴有肿胀   B. 无痛性肿块

    C. 四肢肿胀   D. 手指或脚趾刺痛

55. 以下哪项是判断软组织肉瘤部位和大小最有用的影像检查方法?

    A. 胸片   B. CT

    C. PET   D. MRI

56. 最常见的成人软组织肉瘤组织学类型是____。

    A. 脂肪肉瘤 　　　　　　　　　B. 恶性纤维组织细胞瘤

    C. 横纹肌肉瘤 　　　　　　　　D. 平滑肌肉瘤

57. 最常见的儿童软组织肉瘤组织学类型是____。

    A. 脂肪肉瘤 　　　　　　　　　B. 恶性纤维组织细胞瘤

    C. 横纹肌肉瘤 　　　　　　　　D. 平滑肌肉瘤

58. 平滑肌来源的肉瘤是____。

    A. 脂肪肉瘤 　　　　　　　　　B. 恶性纤维组织细胞瘤

    C. 横纹肌肉瘤 　　　　　　　　D. 平滑肌肉瘤

59. 脂肪组织来源的肉瘤是____。

    A. 脂肪肉瘤 　　　　　　　　　B. 恶性纤维组织细胞瘤

    C. 横纹肌肉瘤 　　　　　　　　D. 平滑肌肉瘤

60. 关于软组织肉瘤的转移途径,下列哪一项是正确的?

    A. 局部侵犯并不常见

    B. 软组织肉瘤可向远处转移至肺、骨和肝

    C. 淋巴转移很常见

    D. 以上都是正确的

61. 如果计划采用放射治疗手段治疗软组织肉瘤,总剂量应该为多少?

    A. 40~46 Gy 　　　　　　　　B. 50~56 Gy

    C. 60~66 Gy 　　　　　　　　D. 70~76 Gy

62. 除外照射外,还有哪些手段可用于软组织肉瘤的治疗(选择所有正确的答案)?

    A. 手术 　　　　　　　　　　　B. 近距离放疗

    C. 鞘内化疗 　　　　　　　　　D. IORT

63. 设计软组织肉瘤的放疗射野时,以下哪项不包括在内?

    A. 瘢痕 　　　　　　　　　　　B. 小圆肿块

    C. 缩野 　　　　　　　　　　　D. 外放边界为 1 cm

64. 尤文肉瘤可远处转移至____。

    A. 脑 　　　　　　　　　　　　B. 肝脏

    C. 肺 　　　　　　　　　　　　D. 远处转移很罕见

65. 在影像学上,尤文肉瘤表现为____。
    A. 洋葱皮样骨膜反应   B. 针刺状肿物
    C. 异常的中央管   D. 骨髓储备耗尽

66. 关于尤文肉瘤,下列哪项是正确的(选择所有正确的答案)?
    A. 最常见于 4~10 岁的儿童   B. 男性和女性发病率相当
    C. 常见于四肢   D. 表现为疼痛和肿胀

67. 关于儿童髓母细胞瘤,下列哪项是不正确的?
    A. 肿瘤最常见于额叶
    B. 患者有颅内压增加的症状和体征
    C. 脑脊液播散很常见
    D. 发病高峰年龄为 5 岁

68. 关于髓母细胞瘤的放射治疗,以下哪项描述是正确的?
    A. 全脑全脊髓接受 56 Gy 的剂量
    B. 仅照射原发肿瘤部位至 56 Gy
    C. 治疗期间必须密切监测患者血细胞计数
    D. 术前给予放射治疗

69. Wilm 瘤是来源于以下哪种器官的儿童肿瘤?
    A. 肾脏   B. 肝脏
    C. 脾   D. 肾上腺

70. Wilm 瘤患者常表现为____。
    A. 背痛   B. 黄疸
    C. 无痛性腹部肿块   D. ADCH 生成增加

71. 治疗 Wilm 肿瘤时,放射治疗师必须确保____。
    A. 整个骨盆在放疗野内
    B. 内侧界包括脊柱椎体的整个宽度
    C. 处方剂量为 40 Gy
    D. 下界位于闭孔下缘

72. 神经母细胞瘤是以下哪个器官的恶性肿瘤?
    A. 肾脏   B. 肝脏
    C. 脾   D. 肾上腺

73. 关于神经母细胞瘤,下列哪项是正确的?

　　A. 放射治疗是主要的治疗方式　　B. 远处转移罕见

　　C. 肿瘤可能自发消退　　D. 患者表现为清蛋白水平升高

74. 白瞳症是以下哪种疾病的症状?

　　A. 横纹肌肉瘤　　B. 脉络膜黑色素瘤

　　C. 视神经瘤　　D. 视网膜母细胞瘤

75. 以下哪种放射治疗手段不用于视网膜母细胞瘤的治疗?

　　A. 质子治疗　　B. 放射敷贴疗法

　　C. 外照射时保护晶状体　　D. 对穿侧野电子线束

76. 以下哪项不是横纹肌肉瘤的常见部位?

　　A. 脑　　B. 泌尿生殖系统

　　C. 四肢　　D. 躯干

77. 儿童脑肿瘤是(选择所有正确的答案)____。

　　A. 幕下的

　　B. 儿科患者中最少见的实体瘤

　　C. 通过 MRI 和腰椎穿刺进行诊断

78. 异位骨形成放疗总剂量为____。

　　A. 7 Gy　　B. 15 Gy

　　C. 21 Gy　　D. 28 Gy

答案及解析

1. C。电离辐射暴露是发生白血病的危险因素之一。每年约有 44 000 例新发白血病患者,其中,急性和慢性白血病各占一半。急性淋巴细胞白血病是 2~3 岁儿童发病率最高的白血病,而急性髓细胞白血病在 40 岁以上人群中更常见,中位发病年龄为 67 岁。尽管关于白血病的病因几乎是未知的,遗传相关和电离辐射暴露是发生白血病的危险因素。

2. A 和 C。除了淤斑和鼻出血外,患者还可以有身体不适和流感样症状。

3. D。MRI 不常规用于诊断白血病,因为白血病并不形成实体肿瘤。

4. A。CML 代表慢性髓细胞白血病。ALL 表示急性淋巴细胞白血病,

AML 代表急性髓细胞白血病,CLL 代表慢性淋巴细胞性白血病。

5. B 和 C。白血病通过血液扩散,因此化疗是主要的治疗。全身照射和骨髓移植也被用于治疗白血病。

6. A。同种异体移植使用来自供体的骨髓,而同基因移植使用来自双胞胎的骨髓。

7. A, B 和 E。虽然使用不同设备时患者的体位有所不同,但患者都通过远距离进行治疗。肺被防护,头部和脚部会放置补偿器。患者每天接受两次放疗,300 cGy/ 次,总剂量为 1200 cGy。TLD(热释光剂量计)放置在脚踝、膝盖和大腿上。患者通常接受中性粒细胞减少症的预防措施。

8. B。该野的照射总剂量为 18 Gy。

9. D。发病年龄的双峰分布表现为 25~30 岁(最常见)和 75~80 岁两个发病高峰。

10. B。EB 病毒与霍奇金淋巴瘤的发病相关。

11. C。1/3 的患者出现 B 症状(夜间盗汗、发热或体重下降)。最常见表现为颈部无痛性肿块。

12. B。霍奇金淋巴瘤有四种亚型。结节硬化型最常见。其他类型包括混合细胞型、淋巴细胞为主型(放射敏感性最高)和淋巴细胞减少型(预后最差)。

13. B。Reed-Sternberg 细胞的存在可以支持提示霍奇金淋巴瘤的诊断。

14. A。Ann Arbor 分期系统被用于霍奇金淋巴瘤的分期。

15. B。霍奇金淋巴瘤的淋巴结转移方式为连续性依次转移。

16. B。霍奇金淋巴瘤的治疗包括 MOPP 或 AVBD 化疗,累及野的放射治疗。

17. C。斗篷野用于治疗横膈以上的淋巴结,采用前后对穿野。上界为下颌骨下缘,而下界为 T10。照射野需要足够宽,将腋窝包括在内。

18. A 和 D。传统斗篷野照射的危及器官包括肱骨头、肺、心脏、脊髓、喉、甲状腺和食管。急性毒副反应包括骨髓抑制、疲劳乏力和吞咽困难,而晚期毒副反应包括放射性肺炎、继发性恶性肿瘤、甲状腺功能减退和心血管疾病。

19. A。倒 Y 野治疗横膈以下淋巴结时,采用前后对穿方式,照射剂量为 20~36 Gy。上界与斗篷野的下界相对应,为 T10。下界位于坐骨结节下方 2 cm 处（在 L4/L5 处分开）。照射野以淋巴结为中心，宽 8~10 cm。男性需要对睾丸进行防护，而女性需要在放疗前行卵巢固定术。

20. A，B 和 C。倒 Y 野照射的危及器官包括肾脏、肝脏、卵巢和睾丸。急性毒副反应包括骨髓抑制、恶心、呕吐、腹泻和膀胱炎，而晚期毒副反应包括生育问题和继发性恶性肿瘤。

21. C。每年大约有 66 000 例新发非霍奇金淋巴瘤患者，诊断时的平均年龄为 65 岁。非霍奇金淋巴瘤的患病危险因素包括 Burkitt 淋巴瘤、EB 病毒、环境和职业暴露，以及电离辐射暴露。

22. D。非霍奇金淋巴瘤的扩散是不连续的，而且经常播散到结外部位（脾、中枢神经系统、胃肠道和韦氏环）。

23. A。化疗是非霍奇金淋巴瘤的主要治疗，尤其是 CHOP 和 R-CHOP 化疗方案。

24. B。甲状腺癌是最常见的内分泌系统恶性肿瘤。它更常见于女性，并与辐射暴露有关。患者常表现为颈部肿胀、声音嘶哑和吞咽困难。

25. A。甲状腺癌的诊断检查包括甲状腺功能实验室检验、超声、碘成像和细针穿刺活检。

26. A。乳头状、乳头状滤泡混合性是最常见的，而未分化型侵袭性很高。其他类型的甲状腺癌包括滤泡和髓样癌。

27. C。未分化型甲状腺癌通常通过局部浸润的方式播散到周围结构，而乳头状甲状腺癌通过淋巴系统扩散。滤泡状甲状腺癌可以远处转移至骨、肺、肝脏和脑。

28. C。除手术外，I-131 消融是甲状腺癌的常见治疗方法。

29. D。垂体肿瘤通常为良性肿瘤。常见的临床表现为激素水平的变化、头痛和视觉变化。垂体肿瘤的检查包括 MRI 和实验室激素水平的检验。

30. B。垂体瘤的治疗方法包括手术（经蝶窦垂体切除术）或放射治疗。放射治疗可通过拉弧照射或调强放疗，总剂量为 45~50.4 Gy，或采用 SRS 技术，总剂量为 15~25 Gy。

31. A，C 和 D。垂体肿瘤放疗时的危及器官包括视神经、视交叉、脑、耳和晶状体。

32. D。在美国，皮肤癌是最常见的恶性肿瘤，每年有超过 100 万新发患者。

33. A，B 和 D。皮肤癌的危险因素包括紫外线照射、肤色白皙或皮肤癌病史。

34. C。皮肤癌的常见症状或体征包括不对称、边界不规则、颜色改变、直径不断增大和持久不愈合的疮口。

35. A。皮肤黑色素瘤有扩散的倾向，所以全面的检查评估非常有必要。

36. C。基底细胞癌是最常见的皮肤癌。

37. A。黑色素瘤的治疗是手术，加或不加化疗和免疫治疗。非黑色素瘤类型的皮肤癌通常采用外科手术（Moh 技术）、放射治疗或局部化疗等方法治疗。

38. A。Moh 手术要求皮肤逐层被移除，直到没有癌症细胞存在。该手术常用来治疗皮肤癌，可以获得更好的美容效果。

39. B。单电子野或表浅千伏级 X 线照射可用于治疗皮肤癌，射野为病灶外扩 1~2 cm。总剂量为 50~60 Gy，采用单次大剂量可能需要加量治疗。

40. B。红斑、干性脱皮、湿性脱皮和脱发是皮肤的急性放疗毒性反应。晚期毒性反应包括纤维化和永久性皮肤改变。

41. B 和 D。原发性骨肿瘤很罕见，大约每年约 2400 例新发患者，多见于男性和 35 岁以下人群。部分亚型和遗传相关，Paget 疾病或辐射暴露会增加原发性骨肿瘤的发病风险。

42. A。大多数原发性骨肿瘤表现为骨痛，伴或不伴肿胀。

43. D。溶骨性病变在 X 线片上显示为黑色，表明骨质已被侵蚀，而成骨性病变在 X 线片上显示为白色。

44. C。诊断方法包括 X 线片、MRI、骨扫描和活检。

45. C。转移性骨肿瘤是最常见的骨肿瘤，而骨肉瘤是最常见的原发性骨肿瘤。

46. D。骨肉瘤最常见的部位是长骨干骺端，尤其是股骨远端、胫骨近端和肱骨近端。

47. A。原发性骨肿瘤局部复发。骨肉瘤可远处转移至肺。

48. C。新辅助化疗和手术常用于治疗原发性骨肿瘤。由于肿瘤的放射抵抗，放射治疗不常规用于治疗原发性骨肿瘤。

49. B。30 Gy/10 次可用于治疗骨转移瘤,但治疗原发性骨肿瘤可能需要更高的剂量。术中放疗是可以采用的,但如果采用外照射,瘢痕应包括在照射野内,此外,应该使部分一侧的皮肤免受照射同时应留出一小片皮肤,以保证淋巴回流。

50. A。红斑是一种急性毒性反应。

51. C。软组织肉瘤罕见,每年仅新诊断 1 万例患者,通常见于 40~50 岁人群。

52. B。卡波西肉瘤与 HIV 病毒感染有关。

53. D。创伤并不是软组织肉瘤的发病危险因素。

54. B。单个肢体的无痛性肿块是软组织肉瘤最常见的临床表现。软组织肉瘤也可表现为疼痛和麻木。

55. D。MRI 是软组织肉瘤的主要诊断手段,但 PET、CT 和胸部 X 线片也用于系统检查评估。

56. B。恶性纤维组织细胞瘤是成人最常见的软组织肉瘤。

57. C。横纹肌肉瘤(骨骼肌肉瘤)是最常见的儿童肉瘤。

58. D。平滑肌肉瘤是一种来源于平滑肌的肉瘤。

59. A。脂肪肉瘤是一种来源于脂肪组织的肉瘤。

60. B。软组织肉瘤的局部侵犯很常见。这些肿瘤也可远处转移至肺、骨和肝。淋巴道转移并不常见。

61. C。软组织肉瘤的放疗剂量为 60~66 Gy。

62. A,B 和 D。软组织肉瘤的治疗手段为手术 ± 放射治疗和化疗。可选择的放射治疗方式为外照射、术中放疗或近距离放疗。

63. D。照射野需要包括瘢痕(可能需要加量),射野为 GTV 外扩 5 cm,可能采用缩野技术。

64. C。尤文肉瘤也可局部侵犯。肺转移病灶可给予全肺照射至剂量 15 Gy。

65. A。在影像学上,尤文肉瘤表现为洋葱皮样骨膜反应。

66. C 和 D。尤文肉瘤发病高峰为 10~20 岁,男性比女性多见。更容易发生在四肢,尤其是股骨。

67. A。髓母细胞瘤是一种幕下脑肿瘤。

68. C。髓母细胞瘤的主要治疗手段是手术,辅以全脑全脊髓照射

25~36 Gy，后颅窝加量至 56 Gy。由于大量骨髓被包括在治疗野内,因此在治疗期间必须密切监测血细胞计数。

69. A。Wilm 瘤是一种儿童肾脏肿瘤（肾母细胞瘤）。

70. C。Wilm 瘤经常表现为无痛性腹部肿块。

71. B。放射治疗师必须确保内侧边界包括整个脊柱体,以防脊柱侧弯。

72. D。神经母细胞瘤发生在肾上腺。

73. C。神经母细胞瘤患者往往表现为昏睡和腹部肿块。手术是主要治疗方法,但肿瘤也可以自发消退。

74. D。视网膜母细胞瘤可以表现为白瞳和（或）斜视。

75. D。眼球摘除联合放疗可用于治疗视网膜母细胞瘤。放射治疗可以采用光子外照射、眼部敷贴照射或质子治疗。

76. A。横纹肌肉瘤是儿科最常见的软组织肉瘤。通常发生在头颈部、泌尿生殖系统、四肢和躯干。

77. A 和 C。儿童脑肿瘤是幕下肿瘤,是最常见的儿童实体肿瘤。这些肿瘤的诊断依靠 MRI 和腰椎穿刺术。

78. A。单次 7 Gy 照射足以遏制过度生长。

推荐读物

Adams RD, Newell T. Endocrine system tumors. In: Washington CM, Leaver D, editors. Principles and practice of radiation therapy. 3rd ed. St. Louis, MO: Mosby Elsevier; 2010. p. 643–65.

Bartenhagen L, Koth J. Bone, cartilage and soft tissue sarcomas. In: Washington CM, Leaver D, editors. Principles and practice of radiation therapy. 3rd ed. St. Louis, MO: Mosby Elsevier; 2010. p. 581–609.

Belinsky SB, McKenney MA. Leukemia. In: Washington CM, Leaver D, editors. Principles and practice of radiation therapy. 3rd ed. St. Louis, MO: Mosby Elsevier; 2010. p. 628–42.

Burri RJ. Thyroid. In: Chao KSC, Perez CA, Brady LW, editors. Radiation oncology management decisions. 3rd ed. Philadelphia, PA: Wolters Kluwer-Lippincott Williams and Wilkins; 2011. p. 319–26.

Deutsch I. Skin cancer, acquired immunodeficiency syndrome related malignancies, and Kaposi's sarcoma. In: Chao KSC, Perez CA, Brady LW, editors. Radiation oncology management decisions. 3rd ed. Philadelphia, PA: Wolters Kluwer-Lippincott Williams and Wilkins; 2011. p. 119–34.

Green S. Lymphoreticular system tumors. In: Washington CM, Leaver D, editors. Principles and practice of radiation therapy. 3rd ed. St. Louis, MO: Mosby Elsevier; 2010. p. 610–27.

Lewis VO. The bone. In: Cox JD, Ang KK, editors. Radiation oncology: rationale, treatment, results. 9th ed. St. Louis, MO: Mosby Elsevier; 2009. p. 915–39.

Sheplan LJ, Macklis RM. Lymphoma and myeloma radiotherapy. In: Videtic GMM, Vassil AD, editors. Handbook of treatment planning in radiation oncology. New York: Demos Medical Publishing; 2011. p. 158–80.

Vance WZ, Shah AA. Hodgkin's disease. In: Chao KSC, Perez CA, Brady LW, editors. Radiation oncology management decisions. 3rd ed. Philadelphia, PA: Wolters Kluwer-Lippincott Williams and Wilkins; 2011a. p. 639–58.

Vance WZ, Shah AA. Non-Hodgkin's lymphoma. In: Chao KSC, Perez CA, Brady LW, editors. Radiation oncology management decisions. 3rd ed. Philadelphia, PA: Wolters Kluwer-Lippincott Williams and Wilkins; 2011b. p. 659–80.

Vann A, Dasher BG, Wiggers NH, Chesnut SK. Portal design in radiation therapy. 3rd ed. Augusta, GA: DWV Enterprises; 2013.

Washington CM. Skin cancers and melanoma. In: Washington CM, Leaver D, editors. Principles and practice of radiation therapy. 3rd ed. St. Louis, MO: Mosby Elsevier; 2010. p. 912–37.

Wuu CS, Marinetti T. Advanced treatment technology (IMRT, SRS, SBRT, IGRT, Proton Beam Therapy). In: Chao KSC, Perez CA, Brady LW, editors. Radiation oncology management decisions. 3rd ed. Philadelphia, PA: Wolters Kluwer-Lippincott Williams and Wilkins; 2011. p. 41–56.

Young J. Pediatric solid tumors. In: Washington CM, Leaver D, editors. Principles and practice of radiation therapy. 3rd ed. St. Louis, MO: Mosby Elsevier; 2010. p. 895–911.

索　引